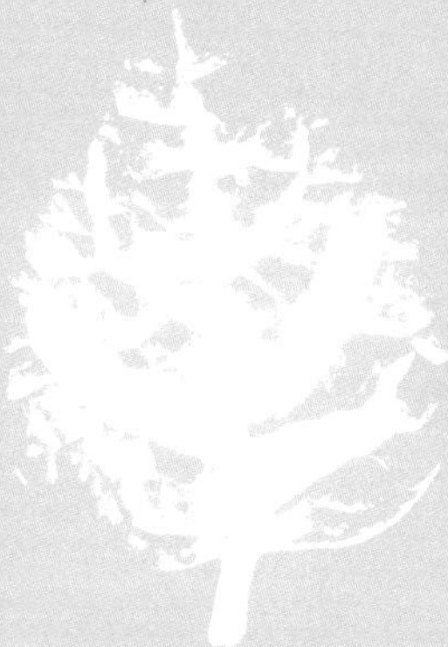

天然、無副作用的樂活食補

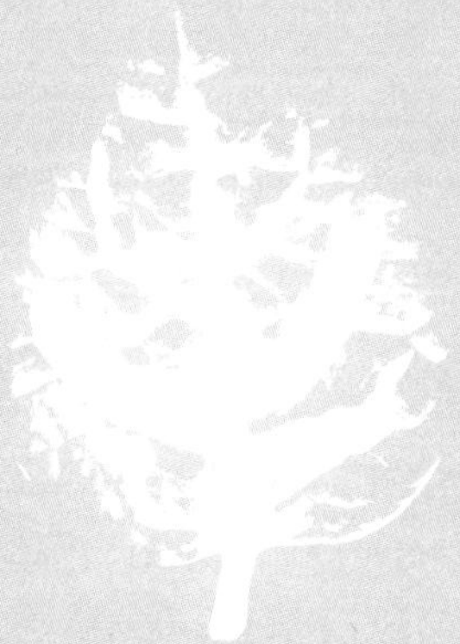

天然、無副作用的樂活食補

天然、無副作用的樂活食補

五色蔬果自然養生法

天然、無副作用的樂活食補

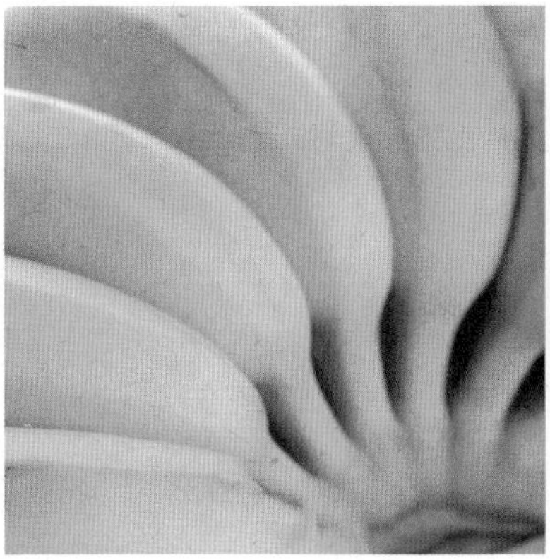

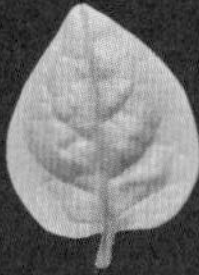

順應自然，才是老祖宗
流傳的樂活食法

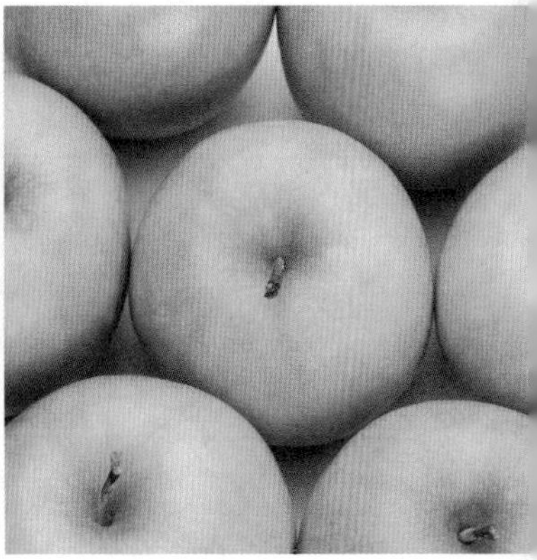

王茜◆著

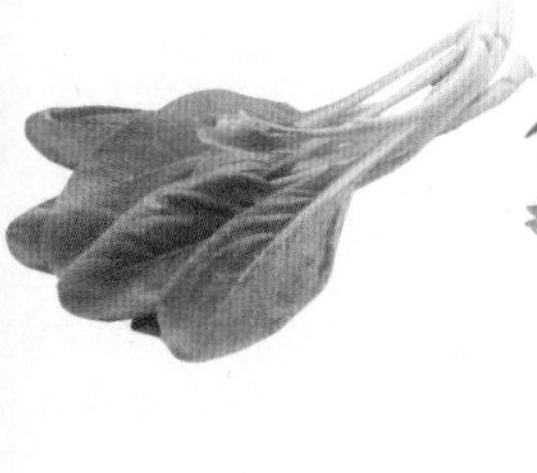

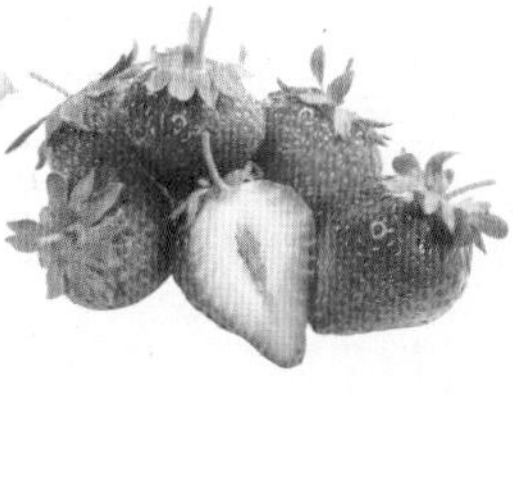

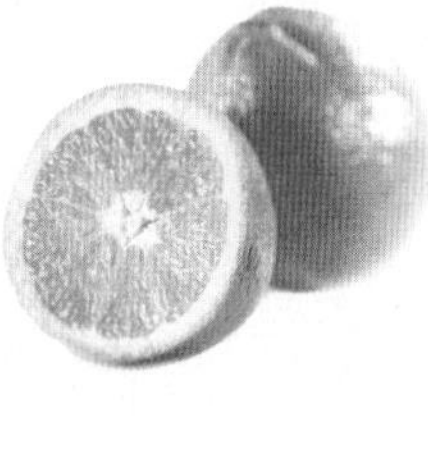

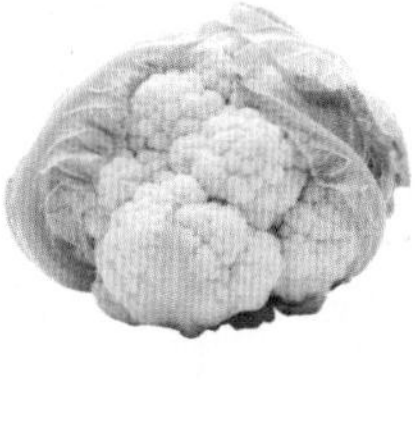

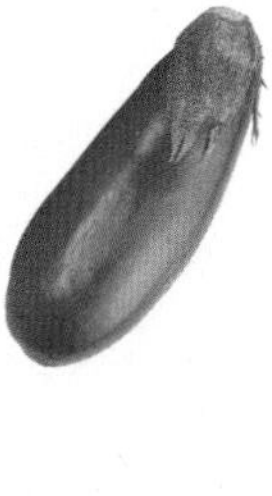

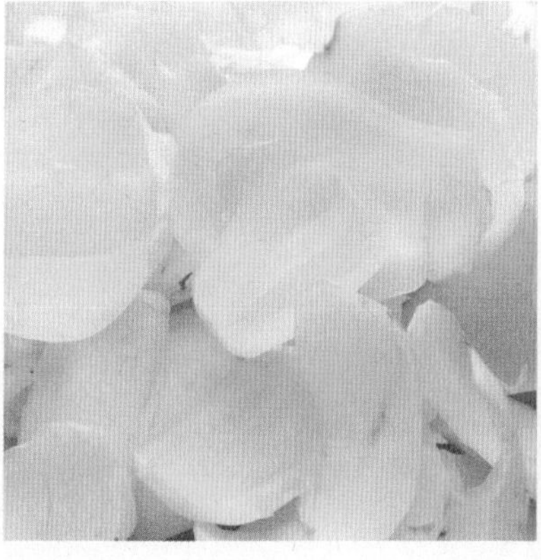

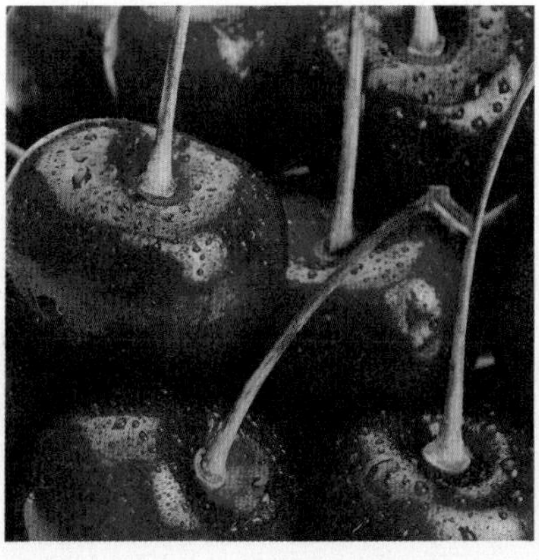

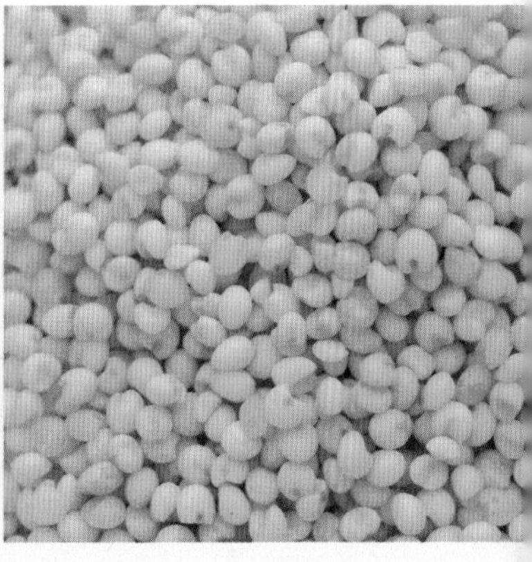

序言
preface

吃對顏色，吃出健康

喜歡美食的你，一定知道食物是身體能量的來源。

關注健康的你，也一定知道吃富含營養的食物，可以擺脫疾病的困擾。

可是，許多人卻不知道，吃什麼樣的食物最適合；也不知道怎樣吃才能讓食物中的營養發揮出最大的功效；更不知道何時吃，才能讓身體補充最需要的養分。

也許你會覺得，吃什麼隨自己的喜好就好。想吃什麼，一定是身體裡缺了什麼營養。這有什麼祕密而言呢？其實不然，一年有春夏秋冬四季，一天也有十二時辰，食物也可以分成青、紅、黃、白、黑五色，只有遵循大自然的祕密，才能將食物中的營養發揮出其最大的功效。

中醫養生講究「天人合一」。這是說人與自然是一個統一的整體，人體的生長、健康離不開隨大自然的生長規律。如《黃帝內經》中《素問・金匱真言論》所說：「五臟應四時，各有收受」。四季更迭、二十四節氣變化，每天十二時辰也不斷變換交替，將這些變化與五臟緊密相連在一起，四季交替的規律也是人體的代謝規律，十二時辰的交替也是五臟的運行規律。

人體的五臟肝、心、脾、肺、腎，分別對應五行的木、火、土、金、水，相應的自然節氣也就是春、夏、長夏、秋、冬。因此，也就有了經典的四季養生理念——春養肝，夏養心，長夏養脾，秋養肺，冬養腎。

另外，五行中五色也與人體健康有關。由陰陽五行學說五色分主可知——青入肝、紅入心、黃入脾、白入肺、黑入腎。也就是說，綠色的食物可以補肝，紅色的食物能夠補心，黃色的食物健脾，白色的食物可以潤肺，黑色的食物利於補腎。由此，食物顏色對人體健康的功能也就不言而喻了。

我們常說：「民以食為天，人以食為養。」人無法離開吃飯，同時也會從食物中獲取營養。從身體健康來講，飲食是健康的基礎，合理的膳食可以為健康加分。所以，飲食是養生保健的最佳作法。中醫也認為「藥食同源」，在各個季節養護所對應的臟器時，不妨按照其所對應的顏色來選擇食物，讓食物發揮最大的功效。

在本書中，我們將按照傳統的中醫理念，按照季節來安排最適合的飲食。例如：在春季，養肝可以多吃一些綠色食物；夏季，心功能不佳者可多食紅色食物；長夏時，脾功能弱，食欲不振者可以多食黃色食物；秋季乾燥，為了除燥潤肺可多食白色食物；冬季寒冷，養腎可多食黑色食品。在說明顏色進補的同時，也提出食物食用禁忌，以免不恰當的進補讓身體健康減分。希望本書能教你在最恰當的時候，吃最適合自己的食物，並且吃對顏色，吃出健康！

CONTENTS 目錄

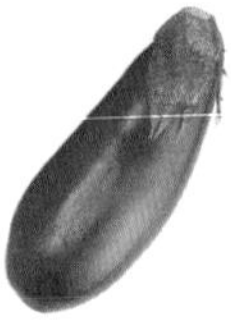

SPRING PART 1 春季

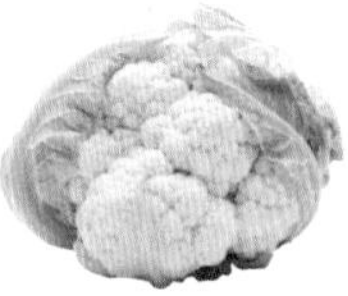

肝臟 綠色食物

春季萬物生發，正是調養身體五臟的大好時機。按照傳統中醫的養生原則，春季補五臟應以養肝為先。俗語說：藥補不如食補，養肝也是如此，在眾多的食物之中，最適宜養肝的是綠色食物。

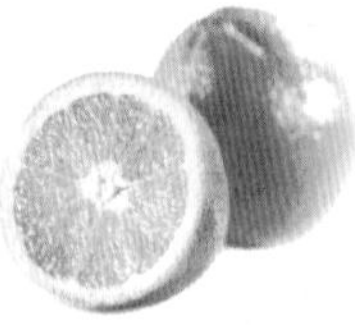

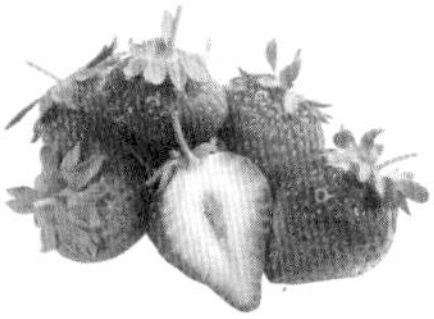

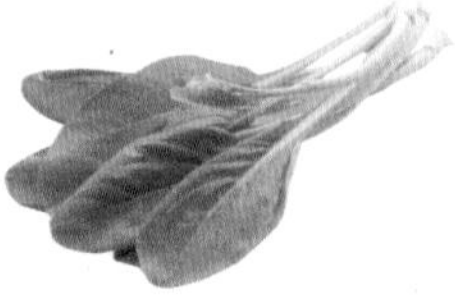

SUMMER

PART 2

夏季

心臟 紅色食物

中醫認為，夏季屬火，又因火氣通於心、火性為陽。所以，夏季的炎熱最易干擾心神，使心情不寧，引起心煩。另外，心血管功能對氣溫的變化最為敏感，因此夏季是心腦血管疾病的高發季。紅色入心，在夏季時，不妨吃些紅色食物來保護心臟。

脾臟 黃色食物

長夏，其實是夏末秋初的一個季節。這時天氣濕熱，是一年中最熱的季節。根據傳統中醫學理論，長夏季節五行屬土，人體五臟中屬土的為脾，黃色食品對脾會比較有利，所以可多吃地瓜、玉米等，健脾利濕。

AUTUMN PART 3 秋季

肺臟 白色食物

秋天氣候乾燥，皮膚乾燥是一大煩惱，為身體補充水分相當重要。補充水分，最有效的滋養方式就是潤肺。就傳統中醫理論，秋季吃些白色的食物可以有效滋養肺部。

WINTER PART 4 冬季

腎臟 黑色食物

冬天是封藏的季節。冬天氣候寒冷而乾燥，人體必須封藏住體內的陽氣，才能抵禦外部的寒冷。而傳統中醫經典《黃帝內經》中說：「腎者，主蟄，封藏之本，精之處也，其充在骨。」五行中黑色主水，入腎，因此，常食黑色食物更益補腎。

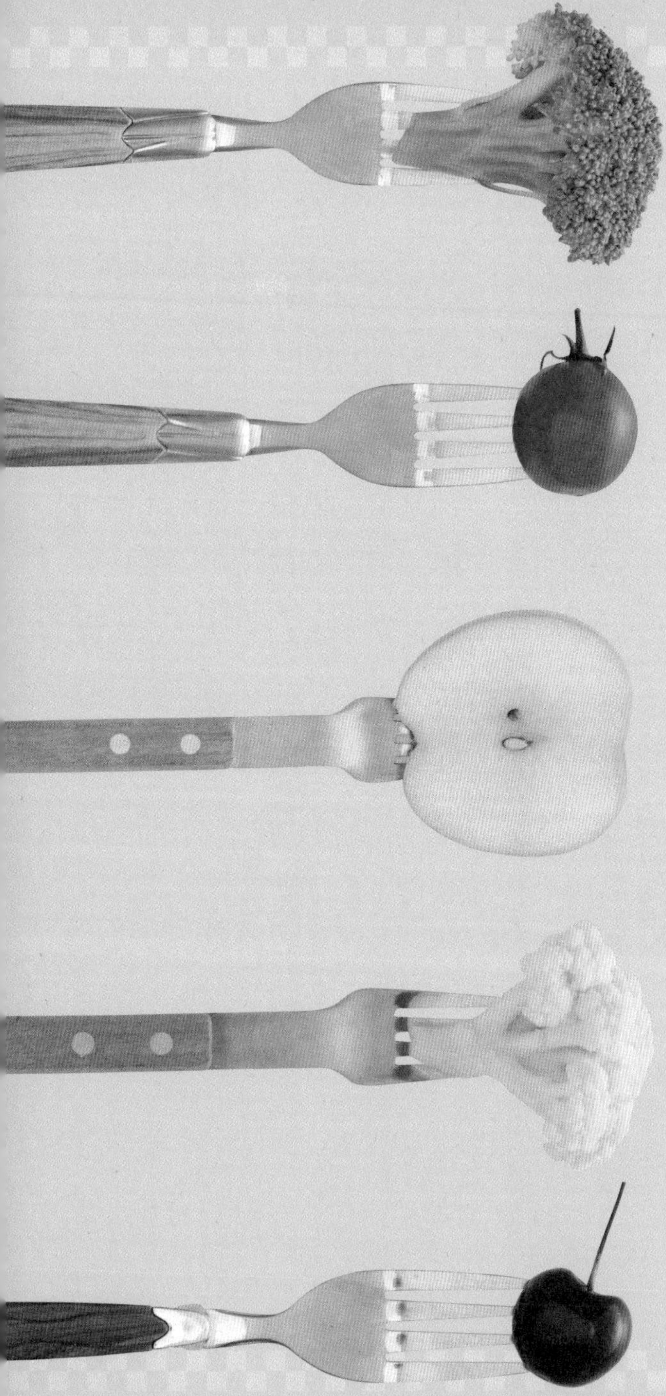

※本書使用計量換算
1大匙＝15cc（ml）＝3小匙
1小匙（茶匙）＝5cc（ml）
1杯＝240cc
少許＝略加

※備註：本書未註明糖種皆為細砂糖

順應自然，才是老祖宗流傳的樂活食法

市面流傳的養生說法不一，眾說紛紜，究竟我們該怎樣調理身體，才是正確的方式？又該怎樣的食用食物，才是對自己身體有益的呢？以下就讓我們一起來瞧瞧。

藥補不如食補

常常到了冬季，不管是在路邊或是在夜市，我們常會看到薑母鴨、羊肉爐等紛紛上市，為的是冬令進補這件事。人們總覺得在寒冷的冬天吃上一碗養生湯，會讓身體暖呼呼。但是在琳瑯滿目的藥膳中，我們是否真的補到所需要的健康就不得而知了。

其實很多人一邊進補一邊拼命的看醫生、找療效，尤其在二十一世紀的今天，許多文明病日益嚴重，對於心臟病、高血壓、腦中風、癌症等疾病，每個人都在尋找一種對自己身心最有效的治療方式。但歸根究底，多數疾病都是起因於生活習慣的不良，諸如久坐一個姿勢，常期食用錯誤的飲食，以及熬夜晚睡等，久而久之累積出慢性疾病，讓身體產生病痛。然而這樣的病痛卻想用更多的藥材，彌補身體上的損害，殊不知這樣的治療方式，只能治標不能治本，說不定傷了荷包又傷身而不自知呢！

依據醫藥理論記載「藥食本同源」，不論藥補或食補都能對身體進行有效的恢復。但藥補是適材適性地改變身體機制，食補卻是我們每天日常生活最簡易的進行方式，也是最自然養生，又是天然、沒有任何副作用的。因此，俗話說的好，藥補不如食補，與其拚命的吃各式補藥，不如在每天飲食中吃進身體的營養，來的簡易也直接多了。

但食補究竟與體質間有什麼關係呢？我們常可聽見這人說他的體質帶寒性，另一個人說他的體質燥熱，這都是因為我們在飲食上常有各種的喜好，如一個脾胃不好的人就愛吃甜食，因為可以讓身體較舒服；一個身體燥熱的人，就會喜吃些辛辣的食物，刺激身體，才能亢奮情緒。久而久之，這些喜好也造成了我們對食物的某種偏向，造成身體形成某種習慣的病因，那麼，如何在生活中進行正確的飲食，才是最好的養生方式呢？

順應自然，順應養生

現代人過多的文明病起因於吃太多加工製品，如臘腸、煙燻製品、糕點等精緻食物，這些食物因為不易為人體所消化，又有過多的添加物，吃多容易生病。因此想要健康，就要吃天然、未加工的食物，但這些食物哪裡來？其實就是我們看到的食物最原始的樣貌，如小黃瓜洗了生吃就可以；或葡萄、橘子剝了皮就能吃，這些食物最重要的營養素在食用後直接被我們人體吸收，在體內轉換成我們需要的能量；但是也有的食物必須經過加工處理，如胡蘿蔔必須加熱過，營養素才會被人體吸收，因此食用之前我們必須先辨別食物的特性。

「樂活族」（LOHAS）是西方流傳已久的一個新興生活族群型態，主要在說明「健康的飲食、生活、身心靈的探索與個人成長。」那是因為現代人步調節奏太快，為了平衡這種生活，有一群人逐漸的回歸到一個自然簡約的生活方式，也就是用自然療法、自己自足地緩慢生活。

但其實人本是自然的一環，例如我們每天出門都是在晴空的蘢罩之下，每天生活要跟一群人相處在一起，甚至包含每天的飲食、排泄，都是自然的一部分，因此人本就是生活在自然之中，順應自然，也就成為人們最自然的一個舉動，也最順應養生。

五行五色，最健康的自然療法

自古以來我們的老祖宗就有一套自然的養生方式，依據陰陽五行自然療法。所謂五行，也就是意指「金木水火土」五種物質，交替形成天體運行的道理。

「木」可以生「火」，燃燒植物可以產生更大的火焰。

「火」可以生「土」，火燃燒殆盡生成一堆廢土。

「土」可以生「金」，土風化後形成具有價值的礦物。

「金」可以生「水」，金中藏氣生成水。

「水」可以生「木」，水滋潤植物，長成大樹。

世事萬物也就在這套變化中互利互生。但是很多時候在某個狀態上失了平衡，就形成相剋的狀況，好比植物過於茂盛，會過度地克制土，使土更虛，就不能生金；又如火焰如果過多，就會燃燒過多木頭，因而產生過多土等。因此五行中「木克土」、「土克水」、「水克火」、「火克金」、「金克木」。

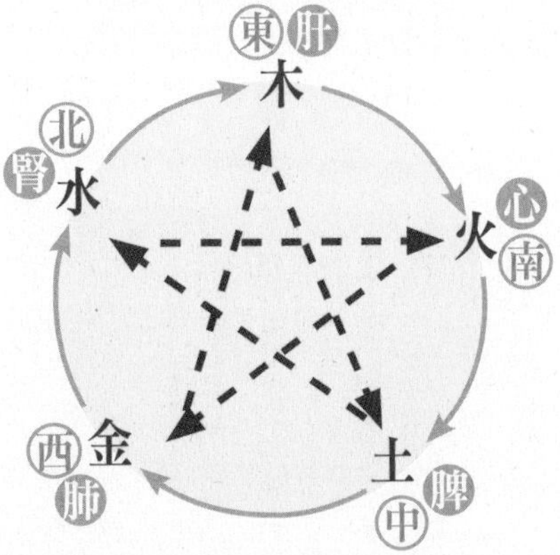

例如水可以淹滅火焰，火可以溶化礦物；但也會有相反的情形，比如當水太少或火過盛時，水不但不能淹滅火焰，反而會被火燒乾，就是火反克水的情形。因此惟有保持動態的平衡，才能使五行事物正常的發展。

在中醫中，人體就如同是一個小宇宙，五行各代表身體不同的部位：

「木」代表東方，有生長、升發的意思，在人體為「肝」。

「火」代表南方，有溫熱、向上的意思，在人體為「心」。

「土」代表中間，有生化、承載、受納的意思，在人體為「脾」。

「金」代表西方，有沉降、肅殺、收斂的意思，在人體為「肺」。

「水」代表北方，有下行、寒涼、閉藏的意思，在人體為「腎」。

在這些五臟器官中，比如肝臟能貯藏血液和調節血量，有助於維持心血管的功能，即「木生火」；肺主要的功能為呼吸，腎主要的功能為藏精，因此肺的功能良好，有助於腎閉藏和氣的收攝，即「金生水」。身體就是靠這五行互相資生。同樣的，若五行相剋則五臟間也有相互制約的關係，因而讓身體產生病變，因此必須先瞭解身體的問題，再調理臟腑。

中醫理論則是依東南西北中等各地行色，以及春夏秋冬四季，其中夏天又分為夏季與長夏等季節變化來調理人體機制，比如春天草木初露枝芽、長新葉，因此用萌芽之「青色」食物來助長體內生長；夏天用「紅色」的食物，代表紅色火焰溫熱體內之血；且古時帝王在朝廷中都坐在中間位置，因此應合長夏土地的顏色就選用「黃色」食物來調理脾胃；而古時秋決或狩獵，君王們各自攜帶金屬做的武器外出，因此運用在人體上，就選用象徵金屬光澤的「白色」食物調理肺部；冬天水最深之處是黑色，所以用「黑色」食物來豐富身體水分。

古代醫者運用五行五色，把人體和自然環境統一起來，在四季更迭、二十四節氣變化中，將這些變化與五臟緊密相連在一起，形成人體的代謝規律，也是五臟的運行規律。透過五色食物的進食，讓人體與宇宙之間形成一個相互收受、應通的關係，充分展現「天人合一」的觀念，人也在這樣通天應理的節奏中，自然的養生。

根據研究顯示，人在最放鬆的時候，面對壓力最能應付自如。同樣地，身體也是。當身體機能出現狀況，自在地面對環境所給予的，最容易達到身體的平衡，也是最不傷害身體的方式。所以如果在飲食上，我們能夠依據四季節氣，食用各種自然顏色的食物，就能讓身體與外在達到一個最和諧的身心狀況，快樂的養生。

SPRING

PART 1 春季

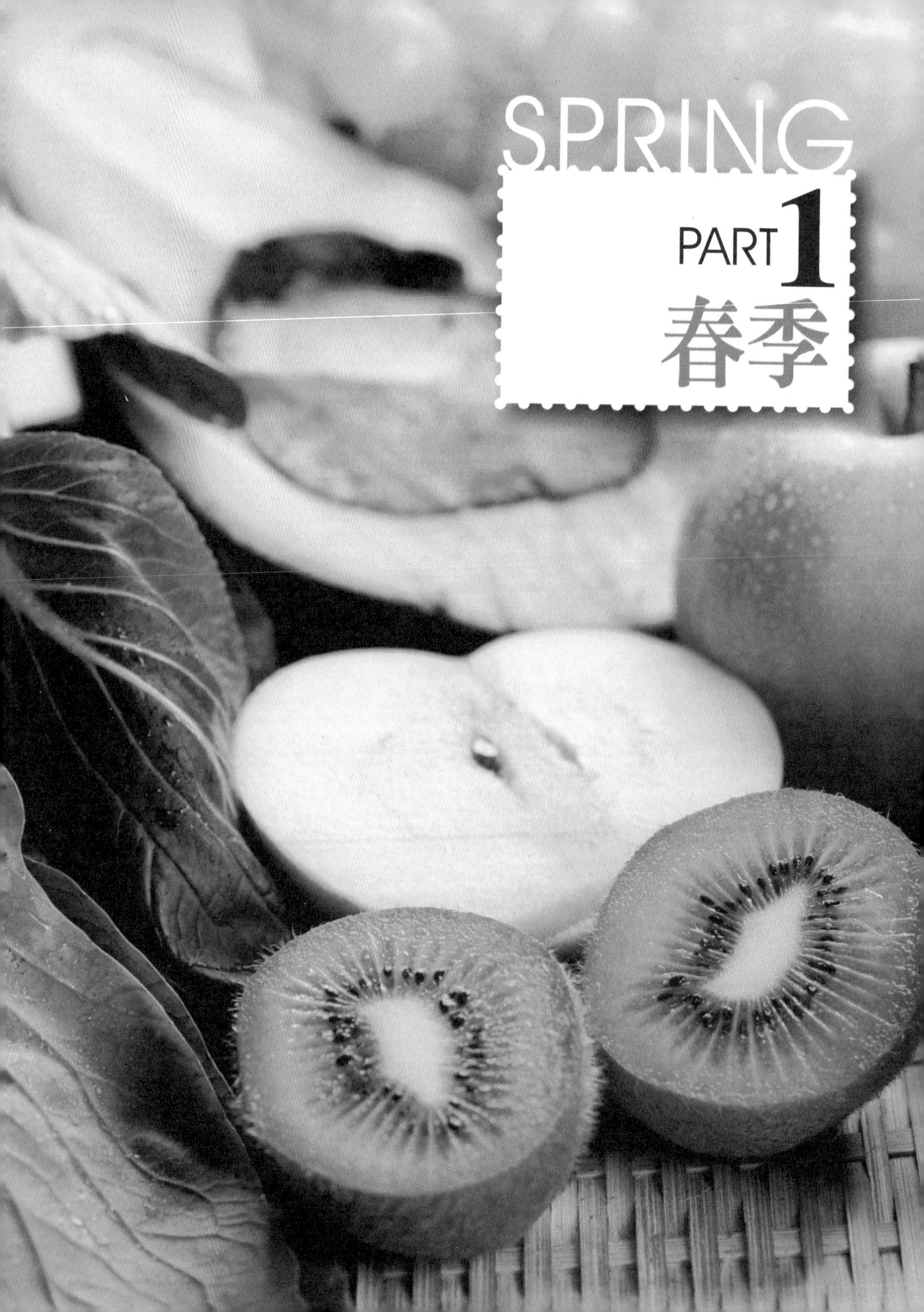

肝臟

綠色食物

春季萬物生發，正是調養身體五臟的大好時機。
按照傳統中醫的養生原則，春季補五臟應以養肝為先。
俗語說：藥補不如食補，養肝也是如此。
在眾多的食物之中，最適宜養肝的是綠色食物。

Green fruits and Vegetables

春季養肝，綠色食物來幫忙

肝臟具有調節氣血，幫助消化的功能，也可以疏理氣機、調暢情志。在春季只有肝臟調理得當，才能有更好的排毒與藏血功效，帶來整年的健康安壽。因此，養肝應從春天開始。

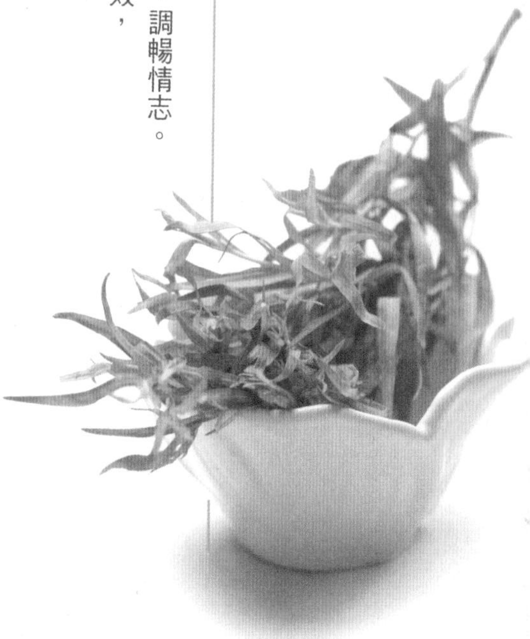

人體總會藏有許多毒素，而肝臟是人體重要的排毒器官，擔當著排毒的重任。如果能給予適當且正確的養護，可以提高肝臟排毒能力，排除冬天累積的毒素，還可以為夏季養陽做好鋪墊。

在五色中，綠色入肝，所以春季吃些綠色食物，是養肝最簡單的作法，讓綠色食物成了人體良好的「排毒劑」。在綠色食物中，維生素直接參與肝臟各種物質代謝所需酶的活性，維持細胞的基本功能。各種綠色蔬果能提供多種維生素、礦物質和膳食纖維，這些營養素能促進體內毒素排出。所以，最普通的綠色食物，其實就是養肝的最優食物。

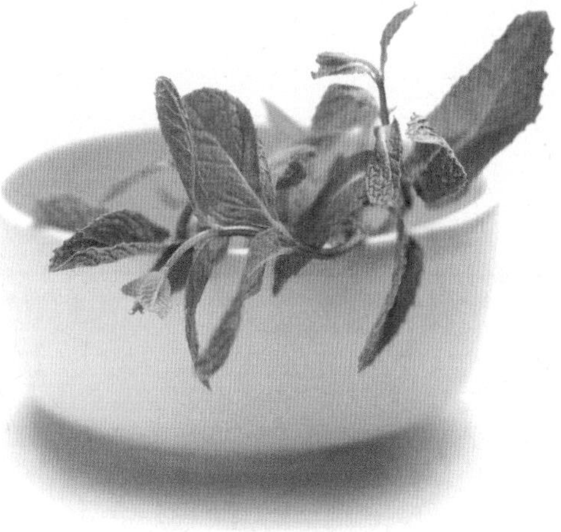

此外，綠色食物還能調節脾胃、通腸道。綠色蔬菜中含有豐富的葉酸成分，葉酸可以有效的預防貧血的發生，對於孕媽媽來說，在懷孕初期補充葉酸，還能預防胎兒神經管畸形；此外，綠色食物還是鈣元素的來源，對於青少年和患有骨質疏鬆症者來說最非常不錯的選擇。

而且，綠色蔬菜含有豐富的維生素C，有助於增強身體抵抗力和預防疾病。春季溫差較大，抵抗力較弱者，多吃些綠色蔬菜可以防病。

【食色知味】

在五味中，酸味入肝，因此肝血虛者不妨在春季吃一些酸味的食物。但如果是脾氣不好、常愛生氣的肝火旺族，則應該少吃酸味食物，以減輕肝的陽氣生發。

油菜

【草本蕓苔】

油菜為營養豐富的綠葉蔬菜，除了富含多種維生素外，還含有微量的元素—錫，錫能抑制人體對致癌物質亞硝酸胺的吸收與合成，因而有治癌防癌的功效。此外，油菜富含維生素C，在流行病盛行的春季，可以對抗病毒，修復健康。

降低血脂

油菜中的脂肪含量非常低，此外，還含有豐富的膳食纖維，能與膽固醇結合，並排出體外，所以油菜能減少脂類的吸收，降低體內血脂。

排毒防癌

油菜是養肝食物，可增強肝臟的排毒功能，讓肝臟功能正常運轉。另外，油菜含有植物激素，能夠吸附並排除致癌物質，達到防癌功效。

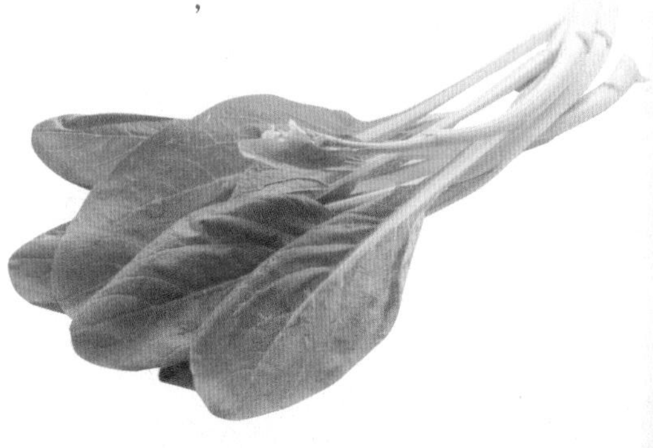

潤腸通便

油菜中含有大量的纖維素，能促進腸道蠕動，潤滑腸道，讓糞便輕鬆排出，可治療便祕，預防腸道腫瘤等。

增強抵抗力

油菜含有大量胡蘿蔔素、維生素C和維生素A，能夠增強抵抗力，與病毒對抗。另外，油菜所含鈣量在綠葉蔬菜中排列甚高，如果體內血脂過高又想補鈣，吃些油菜是不錯的選擇。

哪些人該多吃

特別適宜口腔潰瘍、口角潰爛、齒齦出血、牙齒鬆動、血液凝滯不通，或腹痛者。另外，癌症患者食用油菜更是非常好的選擇；但懷孕初期婦女、疥瘡、狐臭等慢性病患者則要少食。

養生
美味上菜

香菇油菜

材料

油菜4棵、香菇6朵

調味料

A 鹽1小匙、植物油1小匙

B 太白粉1大匙、水20cc

作法

1 油菜、香菇洗淨，油菜對半剖開；香菇去蒂頭，切十字刀。

2 煮一鍋沸水，加入鹽，分別放入油菜和香菇，燙熟後取出，擺盤。

3 熱鍋加油燒熱後，倒入混合調味料B熬至黏稠，淋在油菜和香菇上即可。

功效

調理肝臟、預防脂肪肝、補充元氣。

食用小叮嚀

烹煮油菜時要現做現切，除水煮外，也可以大火爆炒，這樣既可保持鮮脆，又可使其營養成分不被破壞。另外，油菜最好不要與動物肝臟同食，以免影響維生素的吸收。

每100公克
油菜的營養成分

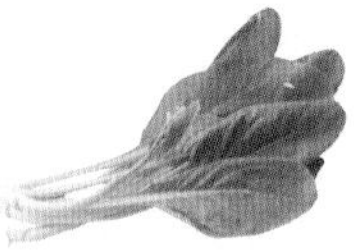

熱量		14仟卡
蛋白質		1.5公克
脂肪		0.4公克
碳水化合物		1.9公克
膳食纖維		1.3公克
膽固醇		0毫克
菸鹼酸		0.6毫克
維生素	A	370微克
	B_1	0.01毫克
	B_2	0.06毫克
	B_6	0.02毫克
	B_{12}	0微克
	C	21毫克
	E	0毫克
礦物質	鈉	59毫克
	鉀	280毫克
	鈣	105毫克
	鎂	15毫克
	磷	38毫克
	鐵	1.5毫克
	鋅	0.7毫克

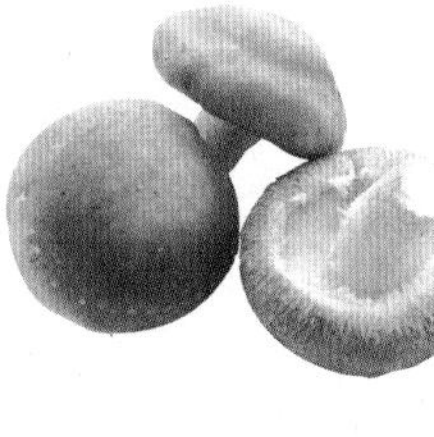

豌豆〔植物雪豆〕

豌豆營養豐富，主要含有蛋白質、脂肪、醣類、粗纖維，並含有一定的赤黴素A、植物凝集素、胡蘿蔔素、維生素等成分。豌豆維生素A含量高於其他蔬菜，在被人體吸收後，可保護眼睛，防癌抗癌。此外，豌豆是養肝益氣的好食物，也具有補腎健脾、除煩止渴的功效。

增強免疫力

豌豆中富含人體所需的各種營養物質，其所含的優質蛋白質，可以提高身體的抗病和康復能力。

防癌抗癌

豌豆中富含胡蘿蔔素，食用後可預防人體致癌物質的合成，減少癌細胞的形成，降低癌症的發病率。在豌豆莢和豆苗的嫩葉中，富含維生素C，可以提高免疫能力，消滅

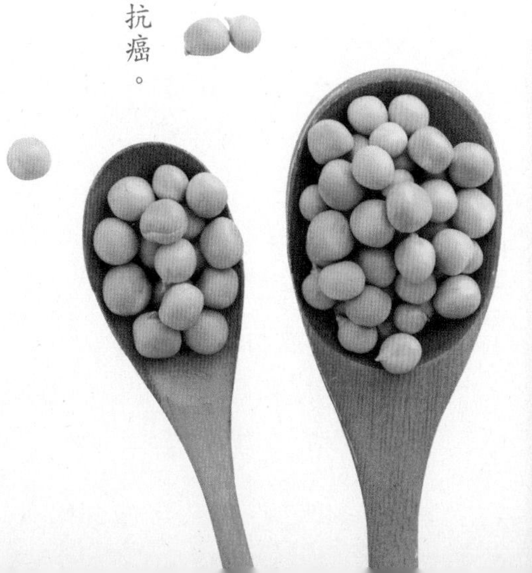

癌細胞；並且具有能分解體內亞硝胺的酶，可以分解致癌物亞硝胺，因此具有防癌、抗癌的作用。

通腸利便

豌豆中富含粗纖維，能促進大腸蠕動，保持大便通暢，發揮清潔大腸的作用。

補氣增乳

豌豆中有和中益氣、利小便、解瘡毒、通乳及消腫的功效，是脫肛、子宮脫垂等中氣不足症狀的食療佳品；哺乳期的女性多吃點豌豆還可增加奶量。

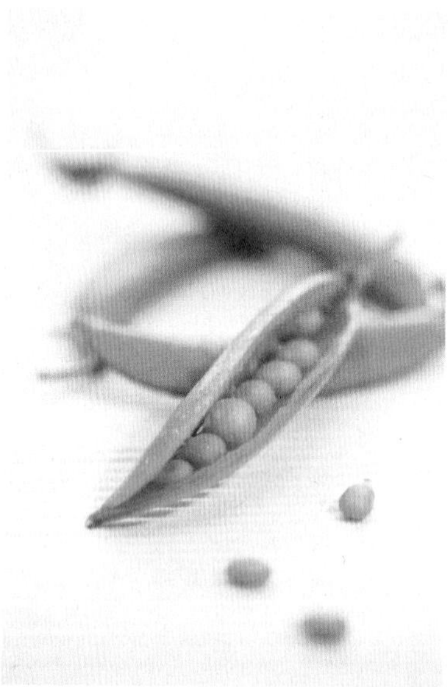

哪些人該多吃

儘管吃豌豆好處不少，但吃多了卻會引起腹脹，因此脾胃虛弱者不宜多食，以免引起消化不良性腹瀉。

養生 美味上菜

核桃豌豆泥

材料

鮮豌豆750公克、核桃仁60公克

調味料

藕粉4大匙、糖2小匙

作法

1. 煮一鍋沸水，放入豌豆煮爛撈起，搗成泥，去皮渣，備用。
2. 將藕粉放人180cc冷水鍋中，調成稀糊狀；核桃仁以冷開水浸泡片刻，再用牙籤挑剝去皮，以溫熱水氽燙後撈起，待冷卻後剁成末，備用。
3. 煮一鍋沸水，加入糖、豌豆泥攪拌均勻後，將調好的藕粉慢慢倒入，勾成稀糊狀，撒上核桃仁末即可。

功效

益智健腦、潤燥滑腸、補腎補血、治便祕、止咳喘等。

每100公克 豌豆的營養成分

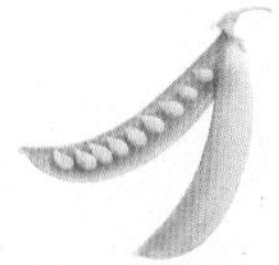

熱量		167仟卡
蛋白質		12.1公克
脂肪		0.5公克
碳水化合物		30.6公克
膳食纖維		8.6公克
膽固醇		0毫克
菸鹼酸		0.9毫克
維生素	A	39.2微克
	B_1	0.07毫克
	B_2	0.06毫克
	B_6	0.05毫克
	B_{12}	0微克
	C	1毫克
	E	0毫克
礦物質	鈉	5毫克
	鉀	400毫克
	鈣	44毫克
	鎂	69毫克
	磷	191毫克
	鐵	2.5毫克
	鋅	1.3毫克

食用小叮嚀

鮮豌豆所含的維生素A和C要比乾豌豆多很多；而在所含熱量、碳水化合物和蛋白質等方面，相同重量的乾豌豆則要比鮮豌豆多一倍。豌豆最有營養的食用作法是和其他糧食混著吃，能大大提高其營養的吸收。但許多優質粉絲是以豌豆等豆類澱粉製成的，在加工時往往會加入明礬，經常大量食用會使體內的鋁增加，影響健康。還應注意的是，炒熟的乾豌豆尤其不易消化，過食可引起消化不良、腹脹等。

菠菜【大力水手】

菠菜是常見的蔬菜，富含豐富的蛋白質、胡蘿蔔素、維生素B群、C和K。菠菜的蛋白質含量遠高於其它蔬菜，〇・六公斤的菠菜含有一個雞蛋的蛋白質，且維生素K為番茄的二・二倍。

豐富的蛋白質和維生素，讓菠菜具備了許多功效。

保護腸胃道

菠菜中有大量的植物纖維，能促進胰腺分泌，幫助體內消化食物，有助於腸道蠕動，利於排便。此外，菠菜還能預防痔瘡、慢性胰腺炎、便祕、肛裂等病症。

保護視力

多吃菠菜，會讓眼睛更明亮。因為因為菠菜中所含的胡蘿蔔素，可以在人體內轉化為維生素A，能保護視力。同時，菠菜是綠色的養肝食物，養好肝臟同樣對保護眼睛可發揮重要的作用。

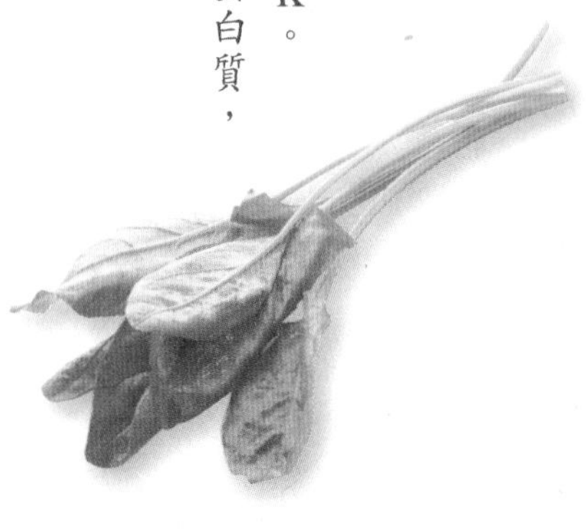

增強抵抗力、補血

菠菜中含有豐富的胡蘿蔔素、維生素C、E、鈣、磷等有益成分，可以供給人體多種營養物質，預防傳染病的發生；此外，菠菜含鐵量豐富，對缺鐵性貧血有輔助治療作用。

預防中風

胡蘿蔔和菠菜同食能有效預防中風，這是因為菠菜能促進胡蘿蔔素轉化為維生素A，預防膽固醇在血管壁上的沉著，保持心腦血管的暢通。

增強肌膚活力

如果你是愛美一族，千萬不要忽視菠菜的美容功效。菠菜提取物可以促進細胞的增殖，既能抗衰老，又能增強肌膚活力。用菠菜搗爛取汁洗臉，連續使用一段時間，可清潔皮膚毛孔，減少皺紋及色素斑的產生，保持皮膚光潔。

哪些人該多吃

菠菜可幫助糖尿病人保持血糖的穩定，也適宜肝病、高血壓、貧血患者食用。也由於菠菜煮熟後軟滑易消化，所以特別適合老幼、病弱者食用。皮膚粗糙者、過敏者，使用菠菜可以改善皮膚狀況。但菠菜草酸含量較高，不適宜腎炎、腎結石患者食用。

養生
美味上菜

雞蛋炒菠菜

材料

菠菜60公克、雞蛋2個

調味料

植物油1小匙、鹽1小匙

作法

1. 菠菜洗淨，切成小段；雞蛋打散。
2. 熱鍋加油，蛋汁倒入鍋中炒熟。
3. 再放入菠菜拌炒，加鹽調味即可。

功效

治療貧血、改善血液循環。

食用小叮嚀

菠菜富含營養，但其中的草酸會讓菠菜吃起來有澀味，而且容易與鈣結合成不溶性的草酸鈣，影響鈣質的吸收，造成身體結石。所以在烹煮之前，最好先將菠菜以沸水汆燙，便可消除大部分的草酸。但不宜久燙，以免造成其他營養成分流失。此外，菠菜不宜與豆腐同食。因為草酸會與豆腐裡的鈣起化學反應，形成不溶性物質草酸鈣。

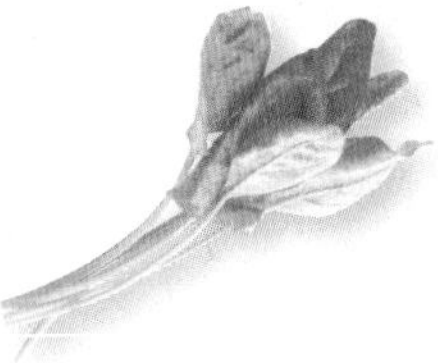

每100公克 菠菜的營養成分

熱量		22仟卡
蛋白質		2.1公克
脂肪		0.5公克
碳水化合物		3公克
膳食纖維		2.4公克
膽固醇		0毫克
菸鹼酸		0.5毫克
維生素	A	370微克
	B_1	0.05毫克
	B_2	0.08毫克
	B_6	0.01毫克
	B_{12}	0微克
	C	9毫克
	E	0毫克
礦物質	鈉	54毫克
	鉀	460毫克
	鈣	77毫克
	鎂	58毫克
	磷	45毫克
	鐵	2.2毫克
	鋅	0.6毫克

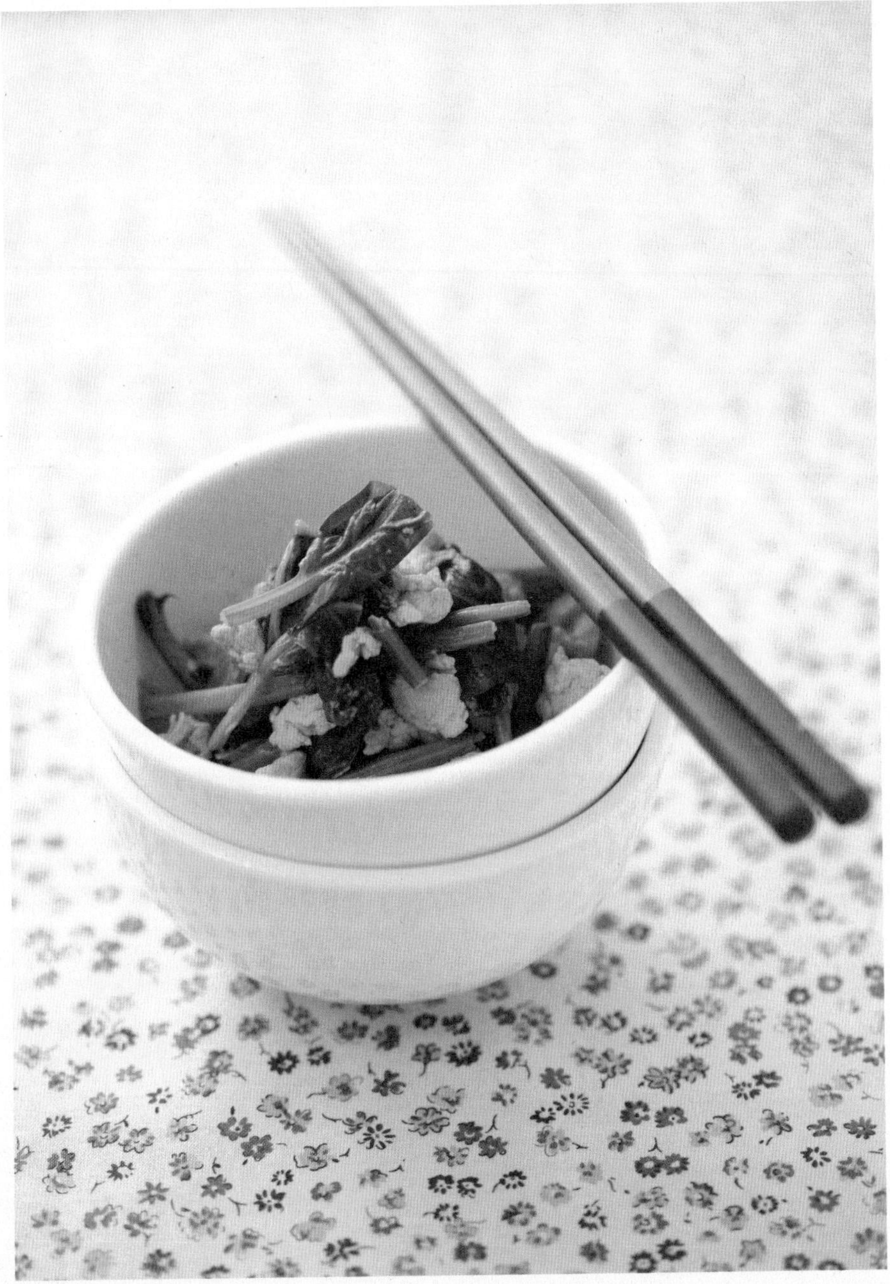

食譜摘自《在家可做的養生方》

綠豆〔濟世之良穀〕

綠豆營養豐富，又具有糧食、蔬菜、綠肥和醫藥等用途，明代藥學家李時珍稱其為「菜中佳品」。綠豆中的蛋白質含量幾乎是白米的三倍，另外，綠豆中的多種維生素、鈣、磷、鐵等無機鹽都比白米豐富很多。且肝臟是身體的排毒器官，很容易就積攢全身的毒素，吃些綠豆，正好能解肝臟的毒，以此達到養肝的目的。因此，綠豆憑藉其良好的藥用價值，有「濟世之良穀」的說法。

抑菌抗菌

綠豆中的單寧能凝固微生物原生質，產生抗菌活性。另外，綠豆中的黃酮類化合物、植物甾醇等生物活性物質，也有一定程度的抑菌抗病毒作用。

降血脂和膽固醇

綠豆中的多醣成分能夠增強血清中脂蛋白酶的活性，使脂蛋白中三酸甘油酯水解，以此達到降低血脂的療效，從而可以預防冠心病、心絞痛等。另外，綠豆中含有一種球

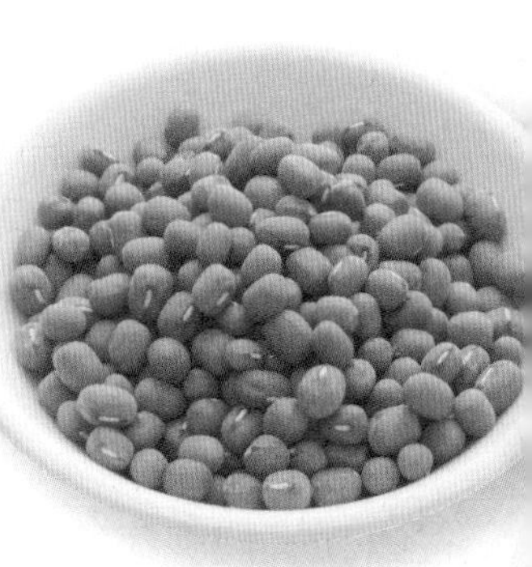

蛋白，與多醣一起，能促進動物體內膽固醇在肝臟中分解成膽酸，加速膽汁中膽鹽分泌，並降低小腸對膽固醇的吸收。

解毒

綠豆中有豐富的蛋白質，可以保護胃黏膜。如果發生有機磷農藥中毒、鉛中毒、醉酒或吃錯藥等情況，可以先喝一碗綠豆湯，再到醫院進行急救。另外，經常在有毒環境下工作，或接觸有毒物質者，也應經常食用綠豆來為身體解毒，因為綠豆蛋白、鞣質和黃酮類化合物可與有機磷農藥、汞、砷、鉛化合物結合形成沉澱物，使之減少或失去毒性，並不易被胃腸道吸收。

止癢

熱癢是由體內發熱引起的，而綠豆又有解熱的功效，因而適合治療熱癢。

哪些人該多吃

綠豆屬於高蛋白、高纖、低脂、高鉀的健康食品，對減重族、高血壓、高血脂、糖尿病、便祕者可多吃。此外，中毒者、眼病患者、水腫患者亦適宜食用；但是由於綠豆性寒涼，不適合虛弱體質、脾胃不佳、腹瀉者食用。

養生
美味上菜

綠豆竹葉粥

材料

白米100公克、綠豆30公克、金銀花5公克、荷葉10公克、水竹葉10公克

調味料

冰糖1大匙

作法

1. 荷葉、水竹葉洗淨，放入200cc水鍋內，以大火煮沸，撈去葉片，取汁備用。
2. 綠豆、白米以水淘洗乾淨，綠豆用冷水浸泡發脹，連同白米放入電鍋中，內鍋加入800cc冷水，外鍋放入1杯半水煮熟。
3. 加入金銀花裡的露水及葉汁，改用小火緩熬至粥熟。
4. 加入冰糖攪拌均勻，即可食用。

功效

補肝排毒、清熱祛火、預防中暑。

每100公克
綠豆的營養成分

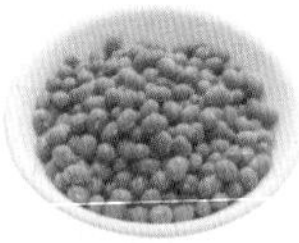

熱量		342仟卡
蛋白質		23.4公克
脂肪		0.9公克
碳水化合物		62.2公克
膳食纖維		11.5公克
膽固醇		0毫克
菸鹼酸		1.71毫克
維生素	A	9.5微克
	B_1	0.76毫克
	B_2	0.11毫克
	B_6	0.38毫克
	B_{12}	0微克
	C	14.3毫克
	E	1.01毫克
礦物質	鈉	微量毫克
	鉀	398毫克
	鈣	141毫克
	鎂	162毫克
	磷	362毫克
	鐵	6.4毫克
	鋅	2.7毫克

食用小叮嚀

綠豆雖然可以預防缺鐵性貧血，提高身體免疫力，清除血管壁中膽固醇，和脂肪的堆積等作用，但痛風患者應避免多食，因為會讓尿酸過高；此外，綠豆吃多會脹氣，體質虛寒、容易拉肚子者不宜多食。

高麗菜（卷心甘藍）

高麗菜的維生素含量豐富，其菜葉中的維生素U可以含提高肝臟能力。這是因為維生素U進入肝臟後，能輔助蛋白質的合成，代謝肝臟內的多餘脂肪，增強肝功能。此外，高麗菜中所含的物質能夠分解肝臟內有害物質，增強解毒功能。由此可見，高麗菜在養肝方面的功效非常大。

除此之外，高麗菜還具有其他養生作用。

預防癌症

高麗菜含有天然多酚類化合物中的吲哚類化合物，是一種天然的防癌良藥。吲哚類化合物中的吲跺-3-甲醇具有最強烈的酶誘導能力，它可使肝臟中的芳烴羥化酶活性提高五十四倍，使小腸黏膜中的這種酶的活性提高三十倍，可以阻擋癌細胞的生成。

抗老化、促進發育

高麗菜中含有豐富的維生素C、β-胡蘿蔔素等，因此，具有很強的抗氧化作用及抗衰老的功效。高麗菜中鈣的含量是黃瓜的一・三倍，並且還含有較多的微量元素鉬和

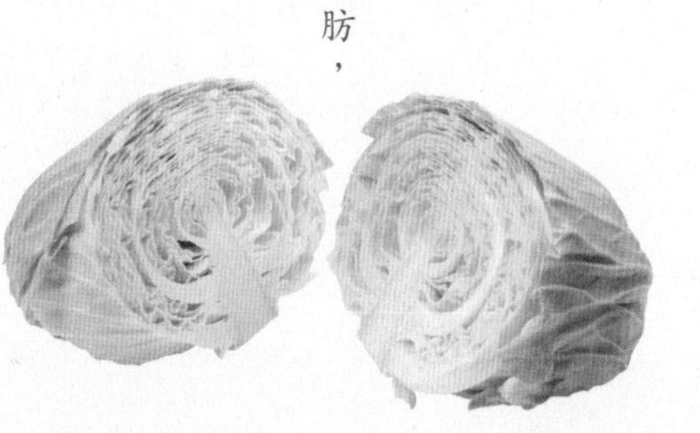

錳，是人體製造酶、激素等活性物質所必不可少的材料，能促進人體新陳代謝，十分有利於兒童生長發育。

保護消化道

高麗菜中含有某種潰瘍癒合因數，對潰瘍有著很好的治療作用，能加速創傷面的癒合，是胃潰瘍患者的有效食品。多吃高麗菜，還可增進食欲，促進消化，預防便祕。

哪些人該多吃

高麗菜尤為適合動脈硬化、膽結石症患者、肥胖患者、孕婦，及有消化道潰瘍者食用；但皮膚瘙癢性疾病、眼部充血患者千萬不要食用。且由於高麗菜含有大量的粗纖維、質硬，因此脾胃虛寒、腹瀉者不宜多食；以及手術後的患者不能食用。

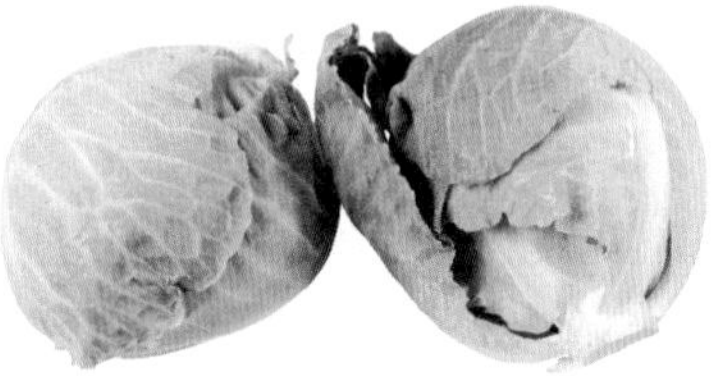

養生 美味上菜

醋泡高麗菜

材料

高麗菜300公克

調味料

白醋1又1/2大匙、蜂蜜1大匙、鹽1小匙

作法

1. 高麗菜洗淨，切絲，放入鍋中燙熱，撈起放入冷水中漂涼。
2. 拌入醋、蜂蜜、鹽即可食用。

功效

解毒解酒、降膽固醇。

食用小叮嚀

吃高麗菜前一定要先浸泡，再認真清洗，因為高麗菜中常會有害蟲「菜白蝶」，這種害蟲咬過的葉子容易誘發軟腐病。且吃高麗菜最好的方式是切絲後涼拌吃，如果是加熱烹煮也要快炒，以免破壞其中的維生素C。

每100公克 高麗菜的營養成分

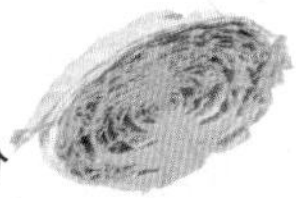

熱量		23仟卡
蛋白質		1.2公克
脂肪		0.3公克
碳水化合物		4.4公克
膳食纖維		1.3公克
膽固醇		0毫克
菸鹼酸		0.3毫克
維生素	A	5.7微克
	B_1	0.02毫克
	B_2	0.02毫克
	B_6	0.07毫克
	B_{12}	0微克
	C	33毫克
	E	0毫克
礦物質	鈉	17毫克
	鉀	150毫克
	鈣	52毫克
	鎂	11毫克
	磷	28毫克
	鐵	0.3毫克
	鋅	0.2毫克

小白菜

（長梗菜）

小白菜含有豐富的鈣、磷、鐵，是蔬菜中含維生素和礦物質最豐富的，且質地柔嫩，味道清香。購買時以無黃葉、無爛葉，外形整齊者為佳。另外，小白菜所含的鈣、維生素C、胡蘿蔔素均比大白菜高。

增強免疫力

小白菜為含維生素和礦物質最豐富的蔬菜之一，有助於增強身體免疫能力。

減少血管硬化

小白菜中含有大量粗纖維，其進入人體內與脂肪結合後，可預防血漿膽固醇形成，促使膽固醇代謝物膽酸得以排出體外，減少動脈粥樣硬化，以保持血管彈性。

潤澤肌膚、抗老化

小白菜中含有大量胡蘿蔔素，且比豆類、番茄、瓜類都多，並且還有豐富的維生素

C，進入人體後，可促進皮膚細胞代謝，預防皮膚粗糙及色素沉著，使皮膚亮潔，延緩衰老。

防癌抗癌

小白菜中所含的維生素C，能在體內形成一種「透明質酸抑制物」，這種物質具有抗癌作用，可使癌細胞喪失活力。此外，小白菜中含有的粗纖維可促進大腸蠕動，增加大腸內毒素的排出，達到防癌、抗癌的目的。

哪些人該多吃

一般人均可食用，尤其適宜於肺部燥熱、咳嗽不停、便祕、丹毒皮膚症、漆瘡食物中毒、瘡癤腫毒等，及缺鈣者食用。但脾胃虛寒、腹瀉者不宜多食。

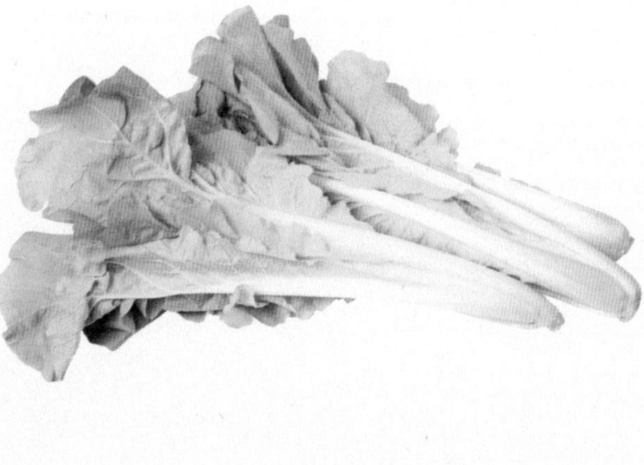

養生
美味上菜

小白菜拌海苔

材料

小白菜30公克、海苔片10公克

調味料

鹽1小匙、醬油1大匙、高湯2大匙

作法

1. 小白菜洗淨，將莖與葉分開，把莖的部分放入鹽水中汆燙，再加入葉片部分，煮熟後撈起，用手擠乾水分，切成約1公分的長度。
2. 海苔放在乾鍋內烘烤一下，以手撕成小碎片。
3. 將煮熟的小白菜與醬油、高湯拌勻，撒入海苔碎片即可。

功效

維持酸鹼平衡。

食用小叮嚀

以小白菜入菜時，炒、熬時間不宜過長，以免損失營養。此外，小白菜用報紙包裹後，冷藏只能維持二至三天，如兩把一起貯藏，可稍延長一至二天。

每100公克
小白菜的營養成分

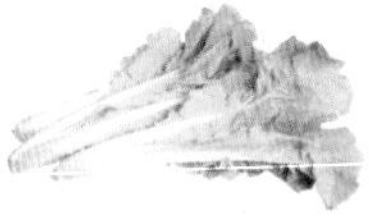

熱量		13仟卡
蛋白質		1公克
脂肪		0.3公克
碳水化合物		2.1公克
膳食纖維		1.8公克
膽固醇		0毫克
菸鹼酸		0.5毫克
維生素	A	236.7微克
	B_1	0.02毫克
	B_2	0.04毫克
	B_6	0.03毫克
	B_{12}	0微克
	C	40毫克
	E	0毫克
礦物質	鈉	40毫克
	鉀	240毫克
	鈣	106毫克
	鎂	15毫克
	磷	37毫克
	鐵	1.4毫克
	鋅	0.3毫克

青色甜椒【多彩燈籠】

甜椒是青椒的一種，它不但是常見的蔬菜，更是對人好處多多的蔬菜，它的維生素C的含量遠超越茄子、番茄等蔬菜，可治病、防病又兼具美容功效。

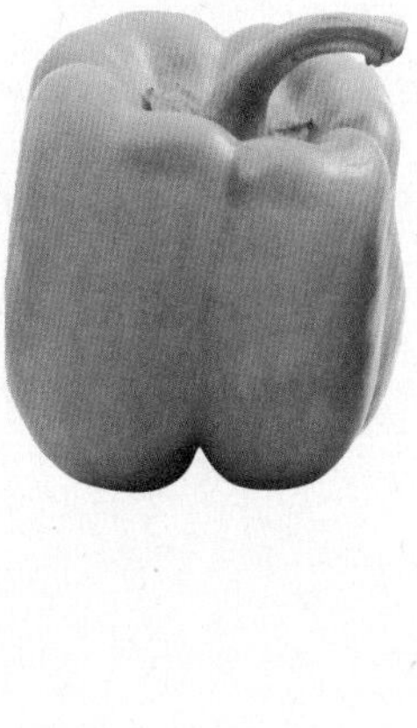

補充營養

甜椒中含有豐富的維生素、纖維質，及鈣、磷、鐵等礦物質，此外，它豐富的維生素A和C含量是蔬菜中的佼佼者，因此是補充維生素的最佳蔬菜。

增強抵抗力、防癌減壓

甜椒中豐富的β-胡蘿蔔素，能增強免疫力，對抗自由基的破壞，減少心臟病和癌症的發生，並可以緩解壓力。

美膚護髮

甜椒中維生素C和β-胡蘿蔔素的結合，能對抗白內障，保護視力，還可以使皮膚白皙亮麗。此外，甜椒中還含有指甲和毛髮生長所需要的矽元素，加上富含的維生素A和維生素C，可以強化指甲和滋養髮根。

促進食欲，預防便祕

甜椒特有的味道和所含的辣椒素有刺激唾液分泌的作用，能增進食欲、幫助消化、促進腸蠕動、預防便祕。

哪些人該多吃

一般人均可食用，但眼疾患者、食管炎、腸胃炎、胃潰瘍、痔瘡患者忌食；有發燒，身體燥熱者，高血壓、肺結核病者慎食。

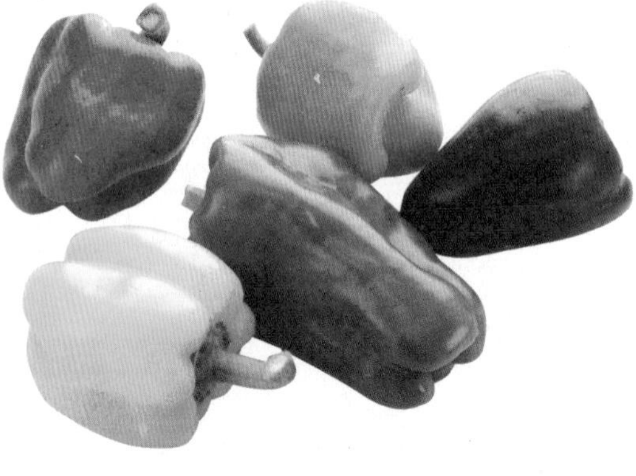

養生
美味上菜

熗拌青甜椒

材料
青甜椒500公克

調味料
辣油1大匙、鹽1小匙

作法
1. 甜椒洗淨，去蒂頭及籽，切塊。
2. 煮一鍋沸水，放入鹽、甜椒汆燙，撈出晾涼。
3. 加入辣油拌勻，即可食用。

功效
降血脂及血糖、抗衰老、補血。

食用小叮嚀
烹調前一定要仔細洗淨甜椒凹陷的果蒂，否則容易污染食物。

每100公克 青甜椒的營養成分

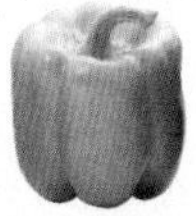

熱量		25仟卡
蛋白質		0.8公克
脂肪		0.2公克
碳水化合物		5.5公克
膳食纖維		2.2公克
膽固醇		0毫克
菸鹼酸		0.8毫克
維生素	A	36.7微克
	B_1	0.03毫克
	B_2	0.03毫克
	B_6	0.08毫克
	B_{12}	0微克
	C	94毫克
	E	0毫克
礦物質	鈉	11毫克
	鉀	130毫克
	鈣	11毫克
	鎂	11毫克
	磷	26毫克
	鐵	0.4毫克
	鋅	0.2毫克

芹菜

〔藥芹〕

芹菜的營養十分豐富，含有蛋白質、脂肪、碳水化合物、粗纖維、鈣、磷、鐵等多種營養物質，同時具有較高的藥用價值。

由於芹菜的根、莖、葉和籽都可以當藥用，所以有「廚房裡的藥物」、「藥芹」之稱。

芹菜可炒、拌、熬、煲及可做成飲品，此外還具有以下功能。

降血壓、血糖

芹菜對肝臟和降血壓有好處，這主要是因為芹菜中含酸性的降壓成分，多吃芹菜對於原發性、妊娠性及更年期高血壓均有效，因此，芹菜是輔助治療高血壓病及其併發症的首選之品。對於血管硬化有輔助治療作用。此外，芹菜汁還有降血糖作用。

鎮靜安神

從芹菜子中分離出的一種鹼性成分，對人體有幫助鎮靜功效，且能發揮安神作用，有利於安定情緒，消除煩躁，對於神經衰弱患者有輔助治療作用。

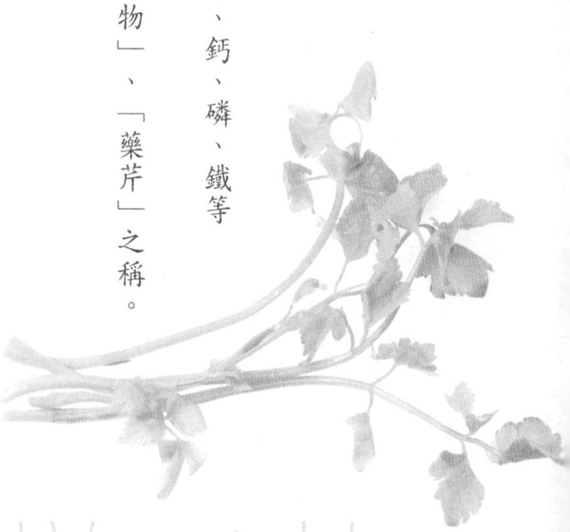

防癌抗癌

芹菜是高纖維食物，具有防癌抗癌的功效，在經過腸內消化作用之後，會產生一種木質素或腸內脂的物質，是一種抗氧化劑，高濃度時可抑制腸內細菌產生致癌物質。此外，它還可以加快糞便在腸內的運轉時間，減少致癌物與結腸黏膜的接觸，達到預防結腸癌的目的。

美容補血、增進食欲

芹菜含鐵量較高，能補充婦女經血的損失，是缺鐵性貧血患者的佳蔬。此外，食用芹菜能避免皮膚蒼白、乾燥、臉色暗沉，而且可使目光有神，頭髮黑亮。芹菜的葉、莖含有揮發性物質，別具芳香，能增進食欲。

預防痛風、增強生育

經常吃些芹菜，可以中和尿酸及體內的酸性物質，對預防痛風有較好效果。另外，芹菜含有鋅元素，能促進性興奮，西方稱之為「夫妻菜」，曾被古希臘的僧侶列為禁食。

哪些人該多吃

芹菜特別適合高血壓、高血糖、動脈硬化、缺鐵性貧血、經期婦女食用；但芹菜性涼質滑，脾胃虛寒、腹瀉者不宜多食；且芹菜有降血壓作用，所以血壓偏低者慎用。

芹菜炒乾絲

材料

芹菜250公克、豆乾300公克

調味料

植物油1小匙、鹽1小匙

作法

1. 芹菜、豆乾洗淨，芹菜切去根頭，切段；豆乾切絲，備用。
2. 熱鍋加油，燒至七分熱，倒入豆乾絲拌炒，再加入芹菜炒熟，加入鹽調味後即可起鍋。

功效

降血壓、保護肝臟、通腸利便。

食用小叮嚀

通常在吃芹菜時，會先摘去葉子，然後以芹菜的莖入菜。營養專家指出，葉比莖的營養要高出很多倍，還有抑制癌症的作用，抑制率可以達到百分之七十三，所以扔掉芹菜葉實在可惜。而且芹菜葉中胡蘿蔔素含量是莖的八十八倍，維生素C含量是十三倍，維生素B_1含量是十七倍，蛋白質含量是十一倍，鈣的含量則超過莖的兩倍，因此把葉榨汁後做成飲料，據說有很好的興奮作用。

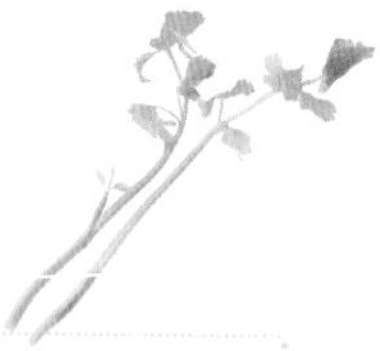

每100公克

芹菜的營養成分

熱量		17仟卡
蛋白質		0.9公克
脂肪		0.3公克
碳水化合物		3.1公克
膳食纖維		1.6公克
膽固醇		0毫克
菸鹼酸		0.5毫克
維生素	A	71.7微克
	B_1	0毫克
	B_2	0.04毫克
	B_6	0.01毫克
	B_{12}	0微克
	C	7毫克
	E	0毫克
礦物質	鈉	71毫克
	鉀	320毫克
	鈣	66毫克
	鎂	11毫克
	磷	31毫克
	鐵	0.9毫克
	鋅	0.3毫克

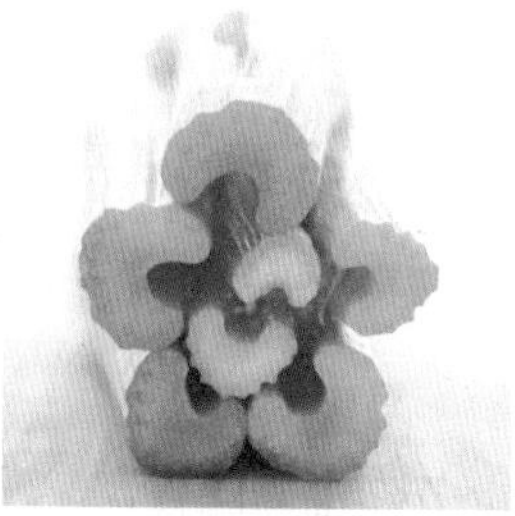

蘆筍〔石刁柏〕

蘆筍質地細嫩，營養豐富，嫩莖是其食用部分，含有豐富的蛋白質、維生素和礦物質元素等，營養物質不但全面、搭配得當，而且含量比較高，是其他一些蔬菜和水果無法比擬的。

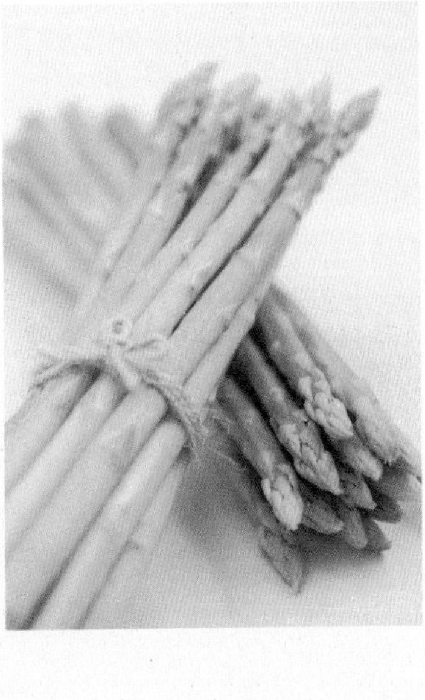

補充營養

蘆筍所含多種維生素，具有人體所必需的各種胺基酸，且含量比例恰當，具有無機鹽元素中有較多的硒、鉬、鎂、錳等微量元素，還含有大量以天門冬醯胺為主體的非蛋白質含氮物質和天門冬氮酸，優於普通蔬菜。經常食用對心臟病、高血壓、心律過速、疲勞症、水腫、膀胱炎、排尿困難等病症有很好的療效；對心血管病、腎炎、膽結石、肝功能障礙和肥胖者均有益。

抗癌防癌

營養學家和素食界人士均認為它是健康食品和全面的抗癌食品。用來治療淋巴腺癌、膀胱癌、肺癌、腎結石和皮膚癌有極好的療效，對其他癌症、白血症等也有很好效果。

調節免疫、抗疲勞

蘆筍的防病能力很強，因為在種植過程中無需打農藥，是真正的綠色無公害蔬菜。它含有維生素A、B_1、B_2、菸鹼酸及多種微量元素，具調節免疫功能、抗疲勞、抗寒冷、耐缺氧、抗過氧化等保健作用。

瘦身利尿

新鮮蘆筍含水量多，富含粗纖維，且熱量低，是促進新陳代謝、消化機能和減肥的理想食品。另外，蘆筍可以提高腎臟細胞的活性，發揮利尿作用。

哪些人該多吃

對於易上火、患有高血壓者來說，蘆筍能清熱利尿。對於懷孕的女性來說，蘆筍葉酸含量較多，經常食用有助於胎兒大腦發育。

養生 美味上菜

蘆筍炒百合

材料

蘆筍200公克、新鮮百合2個、素火腿1小塊、紅辣椒1/2根

調味料

A 鹽1小匙

B 太白粉1小匙、冷開水20cc

作法

1. 百合掰成片、洗淨；蘆筍洗淨後，切段，素火腿切絲。
2. 素火腿用沸水氽燙5分鐘，取出沖冷水漂涼，備用。
3. 熱鍋加油，放入素火腿炒成金黃色，加入蘆筍、百合拌炒後，加入鹽調味，拌勻後盛盤。
4. 將太白粉及水混合放入鍋中，加熱成芡汁，淋於菜上即可。

功效

幫助消化、緩解疲勞、安神。

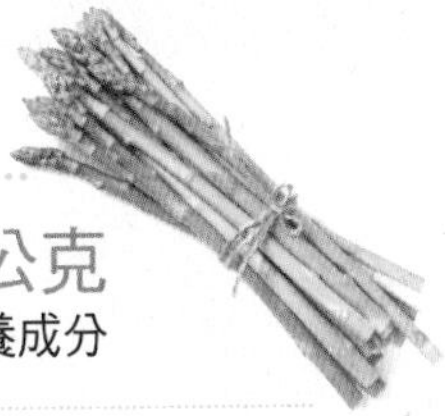

每100公克
蘆筍的營養成分

熱量		25仟卡
蛋白質		0.3公克
脂肪		0.1公克
碳水化合物		5.9公克
膳食纖維		1.8公克
膽固醇		0毫克
菸鹼酸		1毫克
維生素	A	318.3微克
	B_1	0.05毫克
	B_2	0.2毫克
	B_6	0毫克
	B_{12}	0微克
	C	11毫克
	E	0毫克
礦物質	鈉	15毫克
	鉀	280毫克
	鈣	20毫克
	鎂	16毫克
	磷	65毫克
	鐵	1.9毫克
	鋅	0.2毫克

食用小叮嚀

蘆筍的嫩莖頂尖部分，各種營養物質含量最為豐富。但也有人認為尖端部分因為清洗不易，容易藏菌。而蘆筍雖好，但不宜生吃，也不宜存放一週以上才吃，應低溫避光保存。蘆筍中的葉酸很容易被破壞，若用來補充葉酸應避免高溫烹煮。

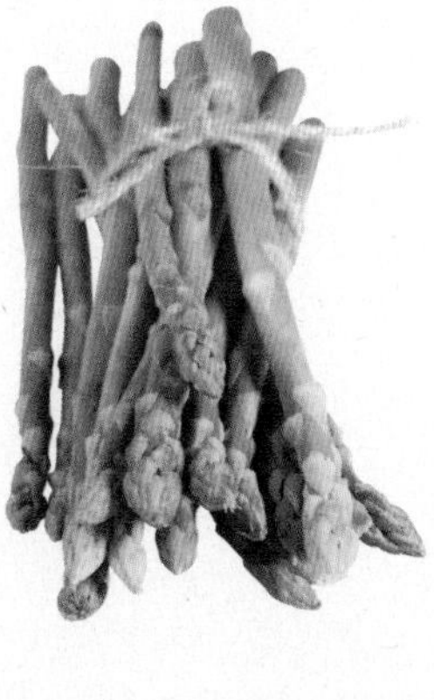

小黃瓜〔多刺花瓜〕

黃瓜含戊糖、維生素B_1、維生素B_2、菸鹼酸、蛋白質，這些物質可增強人體抵抗力，也可以抑制醣類物質轉化為脂肪，預防脂肪肝，養護肝臟。

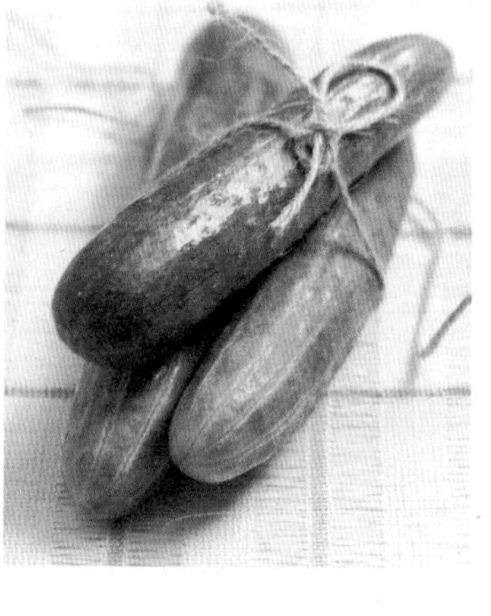

提高免疫力

黃瓜中含有的葫蘆素C具有提高人體免疫功能的作用，可抗腫瘤，此外，還可治療慢性肝炎。

抗老化、促進新陳代謝

老黃瓜中含有豐富的維生素E，具有延年益壽、抗衰老的作用；此外，黃瓜中的黃瓜酶，有很強的生物活性，能有效促進身體的新陳代謝。

潤澤肌膚、抗皺紋

黃瓜搗成汁塗擦皮膚，具有潤膚、舒展皺紋的功效，因此可以用黃瓜敷臉、或擦拭手臂，具有緊實肌膚的功效。

預防酒精中毒

黃瓜中所含的丙胺酸、精胺酸和穀胺醯胺對肝臟病人（特別是對酒精肝硬化患者）有一定輔助治療作用，可防酒精中毒。

降血糖

黃瓜中所含的葡萄糖甙、果糖等不參與一般的糖代謝，所以糖尿病人以黃瓜代替澱粉類食物充饑，血糖非但不會升高，甚至還會降低。

瘦身健體

黃瓜中所含的丙醇二酸可抑制醣類物質轉變為脂肪。纖維素對促進人體腸道內腐敗物質的排除，及降低膽固醇有一定作用，因此具有瘦身功效，且能強身健體。

哪些人該多吃

肥胖、高血壓、癌症和嗜酒者可以多吃黃瓜；且糖尿病人多吃黃瓜能夠抑制血糖的升高。但因為黃瓜性質寒涼，脾胃虛弱、腹痛腹瀉者應該少吃黃瓜，容易造成腹瀉。

養生
美味上菜

黃瓜甘蔗汁

材料

黃瓜200公克、甘蔗200公克

調味料

糖1小匙

作法

1. 甘蔗去皮、拍碎，以清水浸泡半日；黃瓜洗淨後，去皮去籽，切成細絲，備用。
2. 甘蔗和黃瓜放入果汁機中，加水400cc榨成汁，加入糖攪勻，即可食用。

功效

清熱止渴、解毒潤燥，預防肝炎、感冒、反胃嘔吐、小便不暢、咽喉腫痛等。

食用小叮嚀

花生米拌黃瓜丁是很多家庭餐桌上的常菜，殊不知這樣的搭配十分不妥當。因為黃瓜性味甘寒，常用來生食，容易造成體質過冷；而花生米多油脂，一般來講，如果性寒食物與油脂相遇，會增加其滑利之性，在人體上可能導致腹瀉，所以不宜同食。因此將黃瓜打汁飲用，是較有利身體吸收的方式。

每100公克
小黃瓜的營養成分

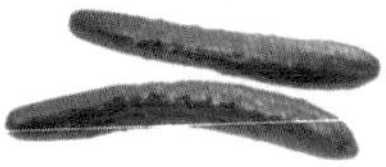

熱量		15仟卡
蛋白質		1.2公克
脂肪		0.3公克
碳水化合物		2.5公克
膳食纖維		0.9公克
膽固醇		0毫克
菸鹼酸		0.3毫克
維生素	A	21.7微克
	B_1	0.02毫克
	B_2	0.03毫克
	B_6	0.01毫克
	B_{12}	0微克
	C	14毫克
	E	0毫克
礦物質	鈉	6毫克
	鉀	170毫克
	鈣	30毫克
	鎂	15毫克
	磷	31毫克
	鐵	0.3毫克
	鋅	0.2毫克

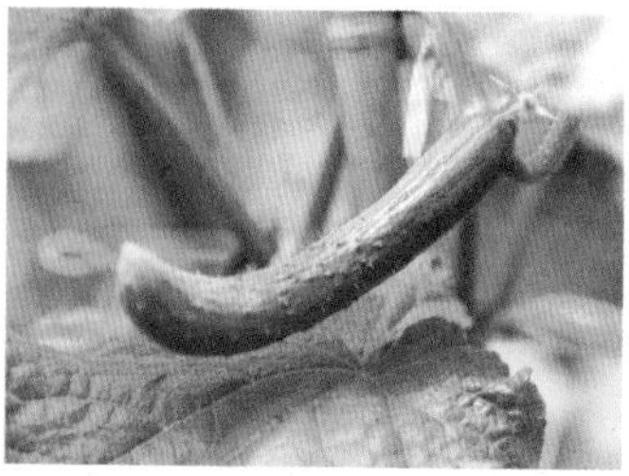

苦瓜〔白色紫芝〕

苦瓜是腸胃不佳、肝臟功能不佳者的特效藥。對於消除暑熱、強健身體有很好的效果。在我國的料理中，苦瓜是一道不可或缺的菜，一般都是將苦瓜以油炒熟後食用。

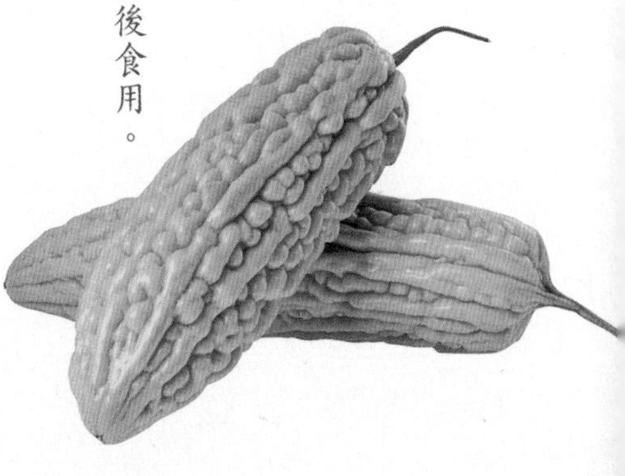

增進食欲、消炎退熱

苦瓜中的苦瓜甙和苦味素能增進食欲，健脾開胃；所含的生物鹼類物質奎寧，使苦瓜具有清熱消暑、補血益氣、健脾補腎、養肝明目的功效，對於治療痢疾、瘡腫、身體中暑或發熱、痱子過多、結膜炎等症有一定的效果。

防癌抗癌、降血糖

苦瓜富含膳食纖維和維生素C，是優秀的抗氧化劑，能提高身體抗體的能力，降低發生癌變的危險性。

苦瓜的新鮮汁液，含有苦瓜甙和類似胰島素的物質，具有良好的降血糖作用，是糖尿病患者的理想食品。

哪些人該多吃

苦瓜適宜糖尿病、癌症、痱子患者食用，但由於苦瓜性質較涼，所以脾胃虛寒者不宜食用。

豆豉苦瓜

材料

苦瓜200公克、豆豉15公克

調味料

植物油1小匙、香油1小匙、鹽1/2小匙

作法

1. 將苦瓜洗淨、去瓤，切成片，放入沸水中燙熟，再放入冷水中漂涼，撈出瀝乾備用。
2. 熱鍋加油燒熱，放入豆豉煸炒成豆豉醬，再放入苦瓜片翻炒，淋入香油及鹽調味，翻炒均勻即可。

功效

清涼降火。

食用小叮嚀

苦瓜和小黃瓜一樣，表皮有突出的小疙瘩，有青白色和青黑色兩種，如果要當做菜用時，最好選擇顏色較深的苦瓜，對身體的效果較佳。

每100公克 苦瓜的營養成分

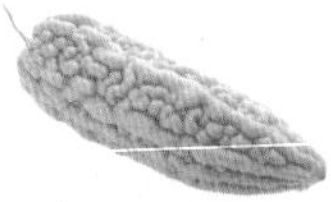

熱量		18仟卡
蛋白質		0.8公克
脂肪		0.2公克
碳水化合物		3.7公克
膳食纖維		1.9公克
膽固醇		0毫克
菸鹼酸		0.5毫克
維生素	A	2.3微克
	B_1	0.03毫克
	B_2	0.02毫克
	B_6	0.06毫克
	B_{12}	0微克
	C	19毫克
	E	0毫克
礦物質	鈉	11毫克
	鉀	160毫克
	鈣	24毫克
	鎂	14毫克
	磷	41毫克
	鐵	0.3毫克
	鋅	0.2毫克

綠花椰〔綠色奇蹟〕

綠色花椰菜中的營養成分很高，主要包括蛋白質、碳水化合物、脂肪、礦物質、維生素C和胡蘿蔔素等。它的礦物質含量更優於其他的蔬菜，鈣、磷、鐵、鉀、鋅、錳等含量都比其他的蔬菜高出非常多，還可以幫助肝臟排除毒素。

防癌抗癌

綠色花椰菜最值得稱讚的特點就是具有防癌抗癌的功效。它富含維生素C，且含量比大白菜、番茄、芹菜都高，這也使它在預防胃癌、乳腺癌方面效果尤佳。在抵抗胃癌方面，綠色花椰菜不但能給人補充一定量的硒和維生素C，同時也能供給豐富的胡蘿蔔素，發揮阻止癌前病變細胞形成的作用，抑制癌症腫瘤生長。此外，綠色花椰菜內還有多種吲哚衍生物，有助於降低人體內雌激素水準的作用，預防乳腺癌的發生。而且綠色花椰菜中含有的蘿蔔子素，能預防癌症的酶，有助於提高致癌物解毒酶活性的作用。

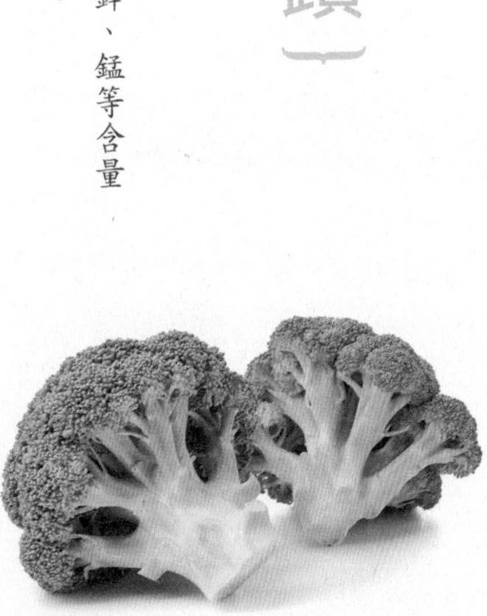

增強免疫力、解毒

綠色花椰菜的維生素C含量極高，不但有利於人的生長發育，更重要的是能提高人體免疫功能，促進肝臟解毒，增加抗病能力。在流行病盛行的春天吃點綠色花椰菜，既能養肝，又能防病。

消脂瘦身

綠色花椰菜含有非常豐富的膳食纖維，在胃內吸水膨脹，可形成較大的體積，能阻礙食物的吸收，使人產生飽腹感，有助於減少食量，對控制體重有一定作用。且多吃含纖維多的食物，能在一定時間內進行很好的消化吸收，而後將廢物排泄。

哪些人該多吃

一般人都比較適合食用綠色花椰菜，尤其是對抗癌患者及體弱多病者，有一定幫助；另外，綠色花椰菜富含葉酸，所以對孕婦來說也是一種不錯的蔬菜。

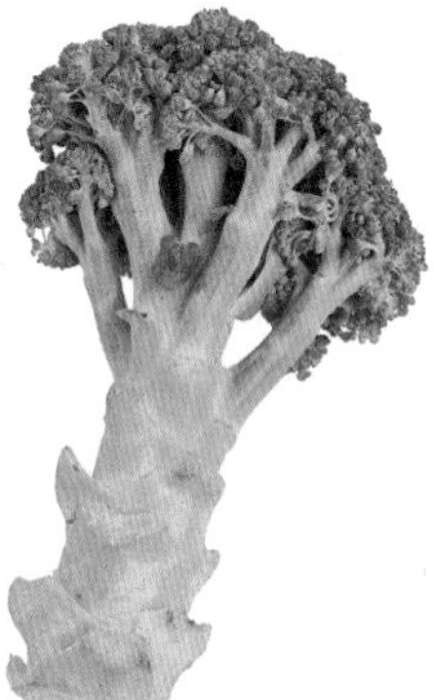

養生
美味上菜

綠花椰炒香菇

材料

綠花椰菜200公克、乾香菇100公克

調味料

植物油1小匙、鹽1小匙、糖½小匙、胡椒粉少許

作法

1. 花椰菜洗淨，切小朵；香菇洗淨，泡軟後取出，擠乾水分。
2. 煮一鍋沸水，放入花椰菜、香菇汆燙，馬上撈出，放入冷水中漂涼，備用。
3. 熱鍋放油燒熱，依次放入香菇、綠色花椰菜拌炒後，加入鹽、糖和胡椒粉調味即可。

功效

瘦身消脂、補肝益氣、增強抵抗力。

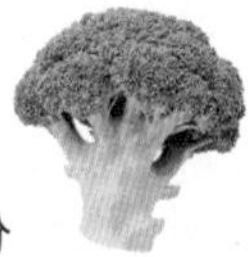

每100公克
綠色花椰菜的營養成分

熱量		31仟卡
蛋白質		4.3公克
脂肪		0.2公克
碳水化合物		4.6公克
膳食纖維		2.7公克
膽固醇		0毫克
菸鹼酸		0.3毫克
維生素	A	103.3微克
	B_1	0.07毫克
	B_2	0.09毫克
	B_6	0.09毫克
	B_{12}	0微克
	C	69毫克
	E	0毫克
礦物質	鈉	21毫克
	鉀	340毫克
	鈣	47毫克
	鎂	22毫克
	磷	67毫克
	鐵	0.8毫克
	鋅	0.5毫克

食用小叮嚀

綠色花椰菜雖然營養豐富，但常有殘留的農藥，還是容易生菜蟲，所以在烹煮之前，可將菜花放在鹽水裡浸泡幾分鐘，菜蟲就跑出來了，且有助於去除殘留農藥；另外，花椰菜在吃的時候要多嚼幾次，才更有利於營養的吸收。需要注意的是綠色花椰菜汆燙後，應放入冷開水中漂涼，撈出瀝水後再烹調，燒煮和加鹽時間也不宜過長，才不致喪失和破壞防癌抗癌的營養成分。

A菜菜心

〔鵝仔菜心〕

A菜菜心口感鮮，色澤淡綠，如同碧玉一般，製作菜餚可葷可素，可涼可熱，口感爽脆，還具有獨特的營養價值。

養肝、促進消化

A菜菜心味道清新且略帶苦味，可刺激消化酶分泌，增進食欲。其乳狀漿液，可增強胃液、消化腺和膽汁的分泌，從而促進各消化器官的功能，對消化功能弱、消化道中酸性降低，或便祕的病人尤其有利。另外，A菜菜心葉含豐富的鈣、胡蘿蔔素及維生素C，而A菜菜心素可促進胃液、消化酶及膽汁分泌，有助於B肝、C肝病毒攜帶者，及慢性肝病患者增進食欲。肝硬化合併貧血者常吃A菜菜心，可促進有機酸和酶分泌，增加鐵質吸收，有助於血小板上升和恢復，預防病情惡化。

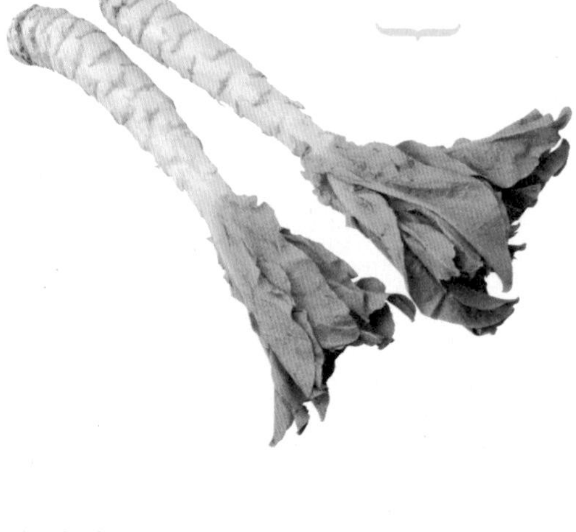

利尿通乳

A菜菜心鉀含量大大高於鈉含量，有利於平衡體內的水電解質，促進排尿和乳汁的分泌。對高血壓、水腫、心臟病人有一定的食療作用。

調節神經、補血

A菜菜心含有多種維生素和礦物質，具有調節神經系統功能的作用，其所含有機化含物中富含人體可吸收的鐵元素，對有缺鐵性貧血病人十分有利。

通腸通便

A菜菜心含有大量植物纖維素，能促進腸壁蠕動，通利消化道，幫助大便排泄，對便祕有通腸通便作用。

哪些人該多吃

A菜菜心中的某種物質對視神經有刺激作用，據古書記載，多食A菜菜心使人目糊，停食數天，則能自行恢復，所以視力弱者不宜多食，有眼疾（特別是夜盲症）者也應少食。

養生
美味上菜

熗辣菜心

材料

A菜菜心500公克

調味料

鹽2小匙、糖2小匙，辣椒油1小匙、醬油½小匙、芝麻醬½小匙

作法

1 取A菜菜心尖部約6公分，去掉外層老皮洗淨，細的以刀切成4塊，粗的切成6塊。

2 抹上1小匙鹽，醃漬約1小時，再以清水洗1次，裝入碗內，放入1小匙糖和其餘鹽拌勻，再用手水分擠乾，除掉澀味。

3 菜心裝入碗內，以辣椒油拌勻，再依次放入其餘糖、醬油、芝麻醬拌勻即可。

功效

保護五臟，補血補氣、清除胃熱、利尿。

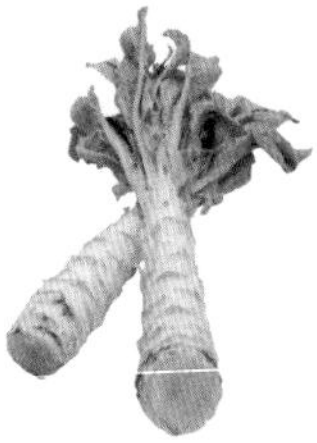

每100公克
A菜菜心的營養成分

熱量		16仟卡
蛋白質		1公克
脂肪		0.2公克
碳水化合物		3.1公克
膳食纖維		1.2公克
膽固醇		0毫克
菸鹼酸		0.7毫克
維生素	A	60微克
	B_1	0.03毫克
	B_2	0.01毫克
	B_6	0毫克
	B_{12}	0微克
	C	4毫克
	E	0毫克
礦物質	鈉	22毫克
	鉀	310毫克
	鈣	16毫克
	鎂	16毫克
	磷	18毫克
	鐵	0.3毫克
	鋅	0.2毫克

食用小叮嚀

燙A菜菜心時一定要注意時間和溫度，燙的時間過長、溫度過高會使A菜菜心綿軟，失去清脆口感。除此之外，A菜菜心是傳統的豐胸蔬菜，與含維生素B群的食物同食，具有調養氣血的作用，可以促使乳房部位的營養供應。烹飪A菜菜心前需先擠乾水分，可增加A菜菜心的脆嫩，但從營養角度考慮，不應擠乾水分，因為會喪失大量的水溶性維生素。

豇豆【角豆】

豇豆俗稱角豆、姜平、帶豆，分為長豇豆和飯豇豆兩種。長豇豆一般作為蔬菜食用，既可熱炒，又可燙水後涼拌。飯豇豆一般作為糧食煮粥、製作豆沙餡食用。豇豆提供了易於消化吸收的優質蛋白質，適量的碳水化合物及多種維生素、微量元素等，可補充身體營養素。這些優質的營養成分，讓豇豆對人體健康有許多良好功效。

促進食欲

豇豆所含維生素B群能維持正常的消化腺分泌，和胃腸道蠕動的功能，抑制膽鹼酶活性，增進食欲。

抵抗病毒

豇豆中所含維生素C能促進抗體的合成，在流行病毒盛行的季節，可幫助提高自身身體抗病毒的能力，也能在A肝及B肝盛行的季節，為身體建築抵抗病毒的城牆。

緩解糖尿病

豇豆中的磷脂有促進胰島素分泌、增加代謝的作用。此外，豇豆含有菸鹼酸很多，對於糖尿病人是很重要的維生素，是天然的血糖調節劑，且是糖尿病人必須要補充的，最容易被人們遺忘的維生素，所以，豇豆是糖尿病病人的理想食品。

降低心血管疾病

豇豆中的膳食纖維在蔬菜中也是處於上游，膳食纖維素可以降低膽固醇，減少糖尿病和心血管疾病的發病率。

通便排毒

豇豆中的膳食纖維可促進腸蠕動，有通便、預防便祕的功效，降低結腸癌、直腸癌的發病率。尤其對於大魚大肉吃得過多的現代人來說，豇豆是很好的排毒食品。適合常需要應酬、吃許多宴席者，以及喜歡吃肉不愛吃蔬菜的高血脂者，可以保護腸道、清除體內垃圾。

中和酸鹼值、抗疲勞

另外，豇豆中鉀、鈣、鐵、鋅、錳等金屬元素含量很多，是不錯的鹼性食品，可以中和體內酸鹼值、抵抗疲勞，預防許多疾病的發生。

抗老化

豇豆中含有微量元素——錳，它是一種不可小視的抗氧化劑，不但能預防癌症和心臟病，對於更年期女性來說，更是必不可少的抗衰老元素。

預防骨質疏鬆

豇豆中的錳可以預防更年期前後鈣質的流失，也可預防更年期女性的骨質疏鬆症，所以更年期女性不妨多吃一些。

哪些人該多吃

豇豆中的優質營養成分，健康者食用豇豆，可促進食欲、排毒、助消化；更年期的婦女食用，能補鈣、防骨折；亦適宜糖尿病人食用，因為可以在調節血糖的同時補充維生素；另外，春季時多吃些豇豆，更能增強抵抗力，預防流感的襲擊。

養生
美味上菜

豇豆炒番茄

材料

豇豆300公克、番茄1個

調味料

鹽1小匙、醬油少許

作法

1. 將豇豆洗淨，切長段；番茄去蒂洗淨，底部劃十字，放入熱水中汆燙去皮，再切塊。
2. 熱鍋加油，燒至七分熱，倒入豇豆段翻炒至變色，再下番茄翻炒1分鐘，加1大匙水，加蓋燜3分鐘左右。
3. 加入鹽和醬油調味後，以大火炒1分鐘，即可起鍋食用。

功效

養肝健脾、促進食欲。

食用小叮嚀

選購豇豆時，以表皮有光澤、飽滿、色澤良好為佳；烹調長豇豆時，時間不宜時間過長，以免造成營養損失；飯豇豆作為糧食，與白米一起煮粥最適宜；但一次不要吃太多豇豆，以免產氣脹肚。

每100公克
豇豆的營養成分

熱量		322仟卡
蛋白質		19.3公克
脂肪		1.2公克
碳水化合物		58.5公克
膳食纖維		7.1公克
膽固醇		0毫克
菸鹼酸		1.9毫克
維生素	A	10微克
	B_1	0.16毫克
	B_2	0.08毫克
	B_6	0毫克
	B_{12}	0微克
	C	0毫克
	E	8.61毫克
礦物質	鈉	6.8毫克
	鉀	737毫克
	鈣	40毫克
	鎂	36毫克
	磷	344毫克
	鐵	7.1毫克
	鋅	3.04毫克

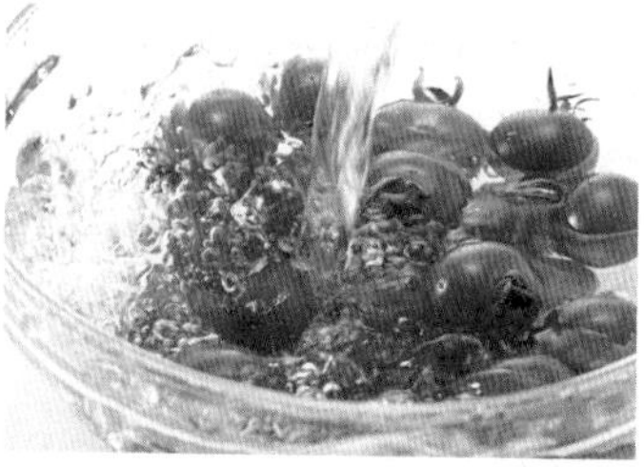

奇異果（獼猴桃）

奇異果含有豐富的維生素C、A、E及鉀、鎂、纖維素之外，還含有其他水果比較少見的營養成分——葉酸、胡蘿蔔素、鈣、黃體素、胺基酸、天然肌醇。奇異果的鈣含量是楊桃的十三倍、蘋果的五．二倍、香瓜的四倍，維生素C的含量是柳橙的二．三倍。因此，它的營養價值遠超過其他水果。

在養肝方面，奇異果也有顯著的功效。《黃帝內經》中，酸會養肝、青也會養肝，而奇異果即是青色食物，且具酸性，此外除了養肝之外，奇異果還具有其他功效。

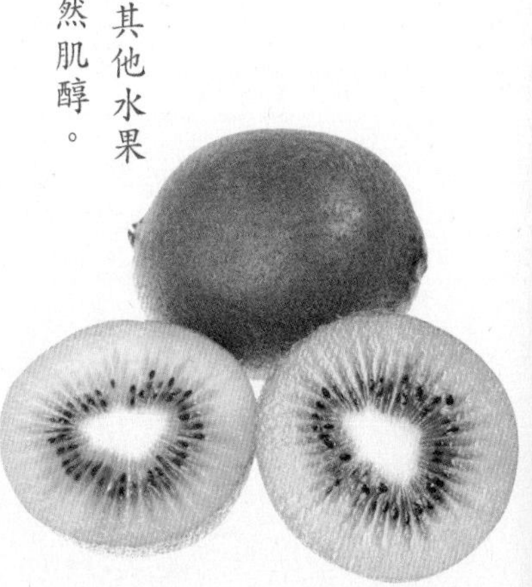

增強免疫力、強化體力

奇異果含有豐富的維生素C，可強化免疫系統，促進傷口癒合和對鐵質的吸收；它所富含的肌醇及胺基酸，可抑制抑鬱症，補充腦力所消耗的營養；它的低鈉高鉀的完美比例，可補充熬夜加班所失去的體力。

通腸瘦身

奇異果還含有其他水果中少見的鎂。對愛美的女士來說，奇異果是最合適的減肥食品。因為它雖然營養豐富但熱量極低，其特有的膳食纖維不但能夠促進消化吸收，還可以令人產生飽腹感。因此，奇異果是減肥與兼顧營養的最佳選擇。尤其是黃金奇異果，營養成分更勝一籌，纖維素含量和水果纖維含量都很豐富，能增加分解脂肪酸素的速度，避免過剩脂肪讓腿部變粗。

預防心血管疾病、糖尿病

奇異果含有抗突變成分谷胱甘肽，有利於抑制誘發癌症基因的突變，對肝癌、肺癌、皮膚癌、前列腺癌等多種癌細胞病變有一定的抑制作用。且它含有豐富的精胺酸，能有效改善血液流動，阻止血栓的形成，對降低冠心病、高血壓、心肌梗塞、動脈硬化等心血管疾病的發病率，和治療陽萎有特別功效。此外，奇異果含有大量的天然糖醇類物質肌醇，能有效幫助代謝，調節細胞內的激素和神經的傳導效應，對預防糖尿病和抑鬱症有獨特功效。

哪些人該多吃

情緒低落者、常吃燒烤者、經常便祕者適合吃奇異果；此外，癌症、高血壓、冠心病、心血管疾病患者，以及食欲不振、消化不良者，甚至是航空、高原、礦井等特種工作人員尤其適合；但脾虛、腹瀉者、風寒感冒、瘧疾、寒濕痢、慢性胃炎、月經疼痛、更年期閉經、及小兒腹瀉者不宜食用。

養生 美味上菜

奇異果西米粥

材料

奇異果1個、西谷米100公克

調味料

糖少許

作法

1. 奇異果洗淨，去皮備用。
2. 西谷米淘洗乾淨，以冷水浸泡至軟後撈出，瀝乾水分。
3. 取鍋，加入500cc冷水，放入西谷米，以大火煮沸。
4. 改以小火煮半小時，加入奇異果續煮15分鐘。
5. 加入糖調味，即可食用。

功效

清熱生津、健脾止瀉、止渴利尿、補氣養肝。

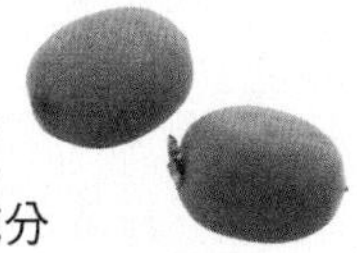

每100公克
奇異果的營養成分

熱量		53仟卡
蛋白質		1.2公克
脂肪		0.3公克
碳水化合物		12.8公克
膳食纖維		2.4公克
膽固醇		0毫克
菸鹼酸		0.3毫克
維生素	A	16.7微克
	B_1	0毫克
	B_2	0.01毫克
	B_6	0.03毫克
	B_{12}	0微克
	C	87毫克
	E	0毫克
礦物質	鈉	6毫克
	鉀	290毫克
	鈣	26毫克
	鎂	13毫克
	磷	35毫克
	鐵	0.3毫克
	鋅	0.2毫克

食用小叮嚀

由於奇異果中維生素C含量較高，易與乳製品中的蛋白質凝結成塊，不但影響消化吸收，還會使人出現腹脹、腹瀉等症狀，因此食用奇異果後，一定不要馬上喝牛奶或吃乳製品。充分成熟的奇異果，質地柔軟適中，並有香氣，這是食用的適宜狀態。若果實質地硬、無香氣，則沒有成熟，味酸而澀，則不宜食用；反之，若果實很軟，或呈氣鼓鼓狀態，並有異味，則表示已過熟或腐爛，這樣的果實已喪失食用價值，應扔掉，不宜食用。

白葡萄

〔提子〕

白葡萄一般都是青提葡萄，原產於美國加州。青提葡萄味道較甜，營養成分也非常的優質。我們都知道葡萄糖可以為人體提供能量，而這種葡萄糖其實就是來源於葡萄。白葡萄除了能為人體提供能量外，還有許多其他的功效。

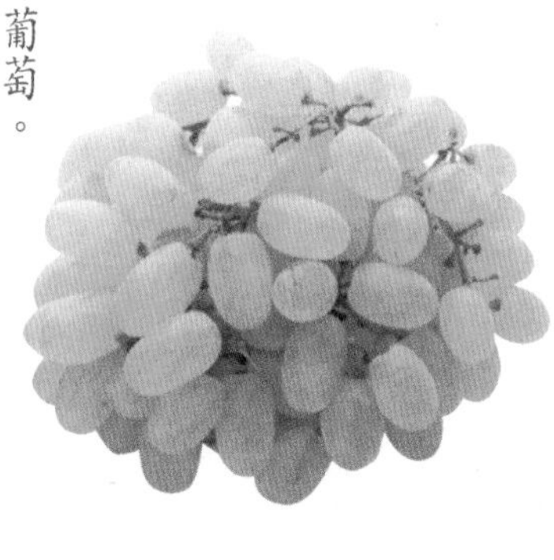

殺菌、抗病毒

葡萄中含有天然的聚合苯酚，能與病毒或細菌中的蛋白質化合，使之失去傳染疾病的能力，尤其對肝炎病毒、脊髓灰質炎病毒等有很好的滅菌作用。

防癌抗癌

葡萄中含有一種叫自藜蘆醇的化合物質，可以預防正常細胞癌變，並能抑制已惡變細胞擴散，有較強的防癌、抗癌功能。

保護胃膽功能

葡萄中含有維生素P，口服葡萄籽油十五公克即可降低胃酸毒性，口服十二公克即可維護膽的健康，因而可治療胃炎、腸炎、嘔吐等。

治療神經衰弱、消除疲勞

葡萄果實中，葡萄糖、有機酸、胺基酸、維生素等含量都很豐富，可幫助和興奮大腦神經，對治療神經衰弱和消除過度疲勞有一定效果。

利尿、消腫、安胎

據明代藥學家李時珍記載，葡萄的根、藤、葉等都有很好的利尿、消腫、安胎作用，可治療妊娠惡阻、浮腫等病症。

哪些人該多吃

腎炎、高血壓、水腫患者，以及兒童、孕婦、貧血患者，或神經衰弱、過度疲勞、體倦乏力、未老先衰者、肺虛咳嗽、盜汗者、風濕性關節炎、四肢筋骨疼痛者、癌症患者尤適宜食用；但糖尿病患者，便祕者不宜多吃。

白葡萄酒

養生
美味上菜

材料

白葡萄750公克

調味料

糖780公克

作法

1. 葡萄摘除蒂頭，以洗淨的手充分捏碎葡萄，裝入消毒過非金屬容器，加蓋，在20℃至25℃環境中放置1天。
2. 加入同葡萄量的糖拌勻，並把葡萄皮按入果液中，放置室溫3天發酵後，再加入剩餘糖拌勻，再把浮起的葡萄皮按入果液中。
3. 待一週後，用非金屬篩網和濾紙過濾掉葡萄皮及籽，靜置半天。
4. 以乳膠虹吸管吸出清純酒液後，裝入消毒過瓶，密封一個月。
5. 取出，再用非金屬篩網和濾紙過濾一次殘渣，即可食用。

功效 預防心血管疾病、維持心腦血管系統、保護心臟、預防中風。

每100公克
白葡萄的營養成分

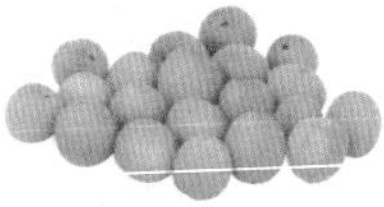

熱量		46仟卡
蛋白質		0.6公克
脂肪		0.2公克
碳水化合物		11.8公克
膳食纖維		0.5公克
膽固醇		0毫克
菸鹼酸		0.1毫克
維生素	A	183.3微克
	B_1	0.03毫克
	B_2	0.01毫克
	B_6	0.04毫克
	B_{12}	0微克
	C	5毫克
	E	0毫克
礦物質	鈉	13毫克
	鉀	130毫克
	鈣	3毫克
	鎂	4毫克
	磷	23毫克
	鐵	0.1毫克
	鋅	0.2毫克

食用小叮嚀

以牙膏來洗葡萄，營養流失最少，而且洗得最乾淨。葡萄面上白白的髒東西，摻雜有蜘蛛絲、昆蟲滲液等，一定要洗乾淨才能食用（特別是打汁飲用）。可以擠一些牙膏在手上，雙手搓一搓，再輕輕搓洗葡萄。洗葡萄的過程一定要快，免得葡萄吸水脹破，取出後再放入篩子，瀝乾水分，鋪在墊乾淨的毛巾的盤中，將瀝乾的葡萄倒入其中，一次大約一層葡萄的厚度，雙手握好盤，前後搖動。如此一來，殘存的水分就可以吸乾了，約可以保存二至三天。

青蘋果〔美容聖品〕

不同顏色的蘋果具有不同的功效，紅蘋果入心，可以降低血脂、軟化血管的作用更強，可保護心腦血管健康，因此老年人可以多吃一些；黃蘋果對保護視力有很好的作用，經常使用電腦的上班族可適當進食；青蘋果具有養肝解毒的功效，並能對抗抑鬱症。除此之外，青蘋果還有其他的一些功效。

瘦身

和其他水果相比，青蘋果可提供的脂肪可忽略不計，它幾乎不含蛋白質，提供的卡路里很少，平均一百公克只有四十五卡。而且它含有豐富的蘋果酸，能使積蓄在體內的脂肪有效分散，所以能預防體態過胖。

美白牙齒

青蘋果富含豐富纖維素，其中的細纖維可以清除牙齒間的污垢。

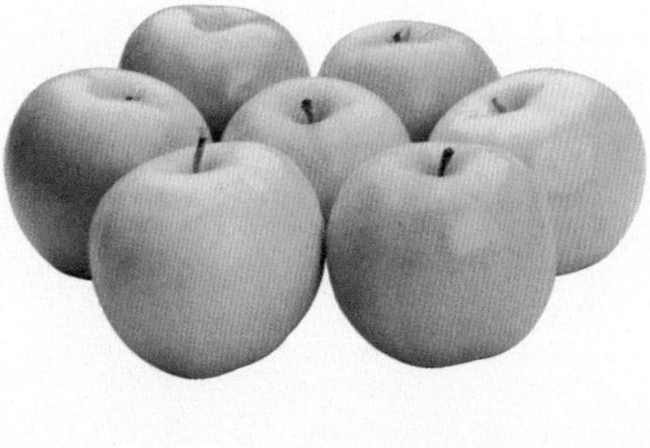

保護腸胃

青蘋果含豐富的果膠，有助調節腸的蠕動，而它所含的纖維質可幫助清除體內垃圾，從而幫助排毒養顏。

美白皮膚

青蘋果中含有維生素C，常吃青蘋果，可幫助消除皮膚雀斑、黑斑，保持皮膚細嫩紅潤。

哪些人該多吃

蘋果不利於潰瘍性結腸炎的病人食用，因為此類病人腸壁潰瘍變薄，又蘋果質地較硬，加上含有大量的粗纖維和有機酸的刺激，不利於腸壁潰瘍面的癒合。另外，白血球減少症（白血球總數少於正常值時稱為白血球減少症）的病人、前列腺肥大者均不要生吃蘋果，以免使症狀加重或影響治療效果。除此之外，青蘋果富含糖類和鉀鹽，腎炎及糖尿病者不宜多食。

養生 美味上菜

青蘋果派

材料

A 低筋麵粉70公克、高筋麵粉30公克、雞蛋1個、融化奶油30公克

B 青蘋果2個、大杏仁少許、開心果少許

調味料

A 鹽1/2小匙、酵母1/4小匙、芝麻1小匙、水1大匙

B 蜂蜜適量

作法

1. 製作派皮：材料A與調味料A放入調理盒混合，揉成麵團後，靜置30分鐘，略微發酵鬆弛，再放入冰箱冷藏半小時。
2. 取出麵團，用橄麵棍把麵團擀成薄餅狀，放進撒上一層麵粉的烤盤裡。
3. 烤箱預熱至190℃，放進烤盤，上面再壓一個盤子，先烤10分鐘。
4. 取出盤子，在派皮上鋪滿切好的蘋果、大杏仁、開心果，在表面塗抹蜂蜜，再放入烤箱烤10分鐘即可。

功效 開胃和胃、延年益壽。

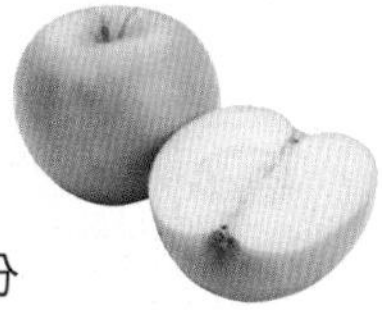

每100公克 青蘋果的營養成分

熱量		45仟卡
蛋白質		0.5公克
脂肪		0.3公克
碳水化合物		11.4公克
膳食纖維		1.8公克
膽固醇		0毫克
菸鹼酸		0.4毫克
維生素	A	9.7微克
	B_1	0.02毫克
	B_2	0.02毫克
	B_6	0.03毫克
	B_{12}	0微克
	C	2.5毫克
	E	0毫克
礦物質	鈉	7毫克
	鉀	110毫克
	鈣	5毫克
	鎂	4毫克
	磷	10毫克
	鐵	0.1毫克
	鋅	0.1毫克

食用小叮嚀

蘋果不宜與海味同食。蘋果中含有鞣酸，與海味同食不僅降低海味蛋白質的營養價值，還易發生腹痛、噁心、嘔吐。

酪梨（幸福果）

酪梨又稱顎梨，是一種營養價值很高的水果，含多種維生素、豐富的脂肪和蛋白質，鈉、鉀、鎂、鈣等含量也高。果仁含油量百分之八至百分之二十九，含有豐富的有益脂肪，油是一種不乾性油，沒有刺激性，酸度小，乳化後可以長久保存，除食用外，可作高級化妝品、機械潤滑，和醫藥上的潤澤皮膚用油及軟膏材料。

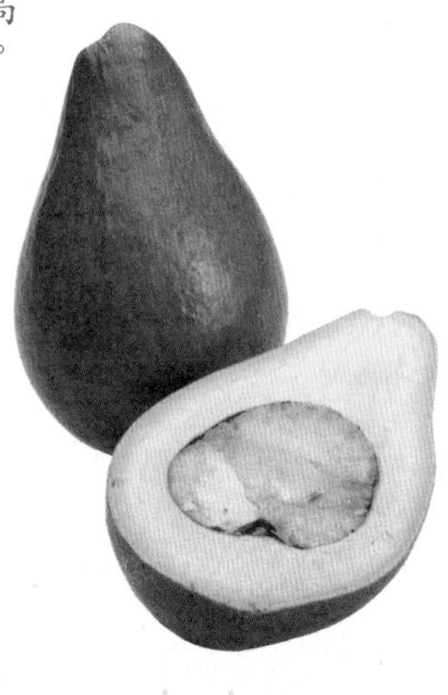

抗癌、修復肝臟

酪梨含豐富的葉黃素，葉黃素是一種類胡蘿蔔素，可充當抗氧化劑，並可以減少罹患前列腺癌的機率。是水果中能最有效的保護肝臟食品，其所含的植物化學物質，對損害肝臟健康的病毒有特殊的殺傷力。

保護心血管

富含維生素C和E、鉀、植物纖維和葉酸鹽的酪梨，雖然含有大量的油脂，但是這些油脂都是以不飽和分子的形式

哪些人該多吃

一般人均可食用，膽固醇過高者，也不須擔心油脂過高的問題。

存在，不僅不會有害人體健康，反而是有助於降低膽固醇的含量，因此也可以保護心血管。

養生 美味上菜

酪梨墨西哥醬

材料

酪梨1個、番茄1個、檸檬汁75cc

調味料

優酪乳2大匙、沙拉醬1大匙、鹽少許、辣椒粉少許、香菜粉1小匙、孜然粉1小匙、胡椒粉少許

作法

1. 先把酪梨去皮、去核、切碎；番茄去蒂洗淨，切碎，再與酪梨放在調理盆中攪拌。
2. 加入調味料及檸檬汁攪拌均勻，即可食用。

功效

保護心血管系統、增進食欲。

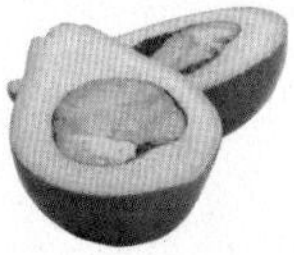

每100公克 酪梨的營養成分

熱量		58仟卡
蛋白質		1.1公克
脂肪		0.7公克
碳水化合物		13.5公克
膳食纖維		2.5公克
膽固醇		0毫克
菸鹼酸		1.3毫克
維生素	A	64.2微克
	B_1	0.01毫克
	B_2	0.02毫克
	B_6	0.07毫克
	B_{12}	0微克
	C	12毫克
	E	0毫克
礦物質	鈉	4毫克
	鉀	190毫克
	鈣	8毫克
	鎂	15毫克
	磷	27毫克
	鐵	0.4毫克
	鋅	0.3毫克

食用小叮嚀

酪梨是天然的抗氧化劑，不僅能柔軟和滋潤肌膚，還能收縮粗大的毛孔。以1/4個酪梨混合1小匙牛奶，搗成糊狀，可作面膜敷臉，尤其適合乾性皮膚，能有效滋潤肌膚。

SUMMER PART 2 夏季

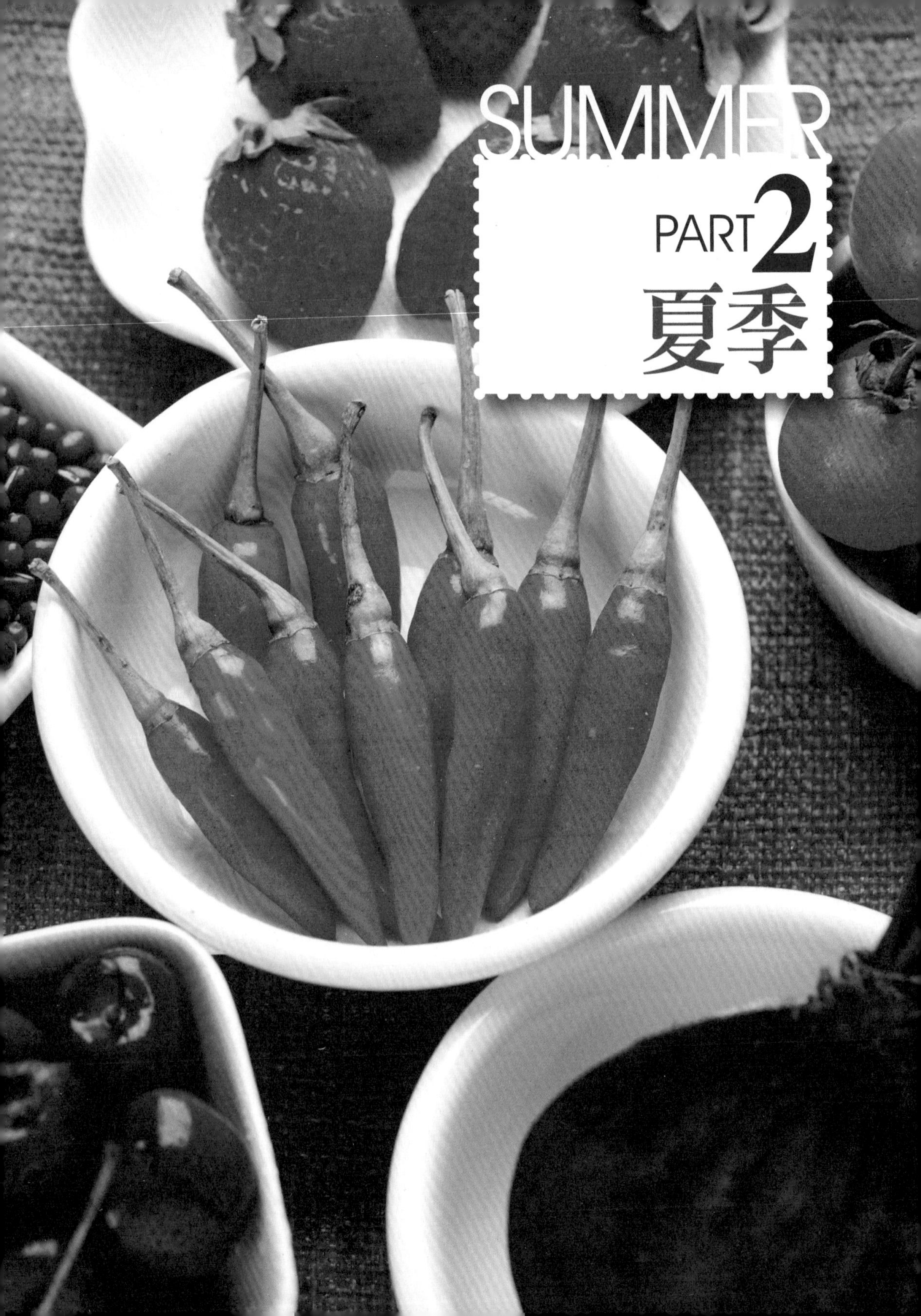

心臟

紅色食物

中醫認為，夏季屬火，又因火氣通於心、火性為陽。
所以，夏季的炎熱最易干擾心神，使心情不寧，引起心煩。
另外，心血管功能對氣溫的變化最為敏感，
因此，夏季是心腦血管疾病的高發季。
紅色入心，所以在夏季時，不妨吃些紅色食物來保護心臟。

Red Fruits
and Vegetables

夏季養心，紅色食物最適當

夏季時，樹木繁茂，此時正是天的陽氣與地的陰氣交會的時候，自然界呈現出一派繁榮的景象。在《黃帝內經》中講：「心者，生之本，神之變也，其華在面，其充在血脈，為陽中之太陽，通於夏氣」。也就是說，作為生命的根本、精神的所居之處，夏天養心是最為重要的。

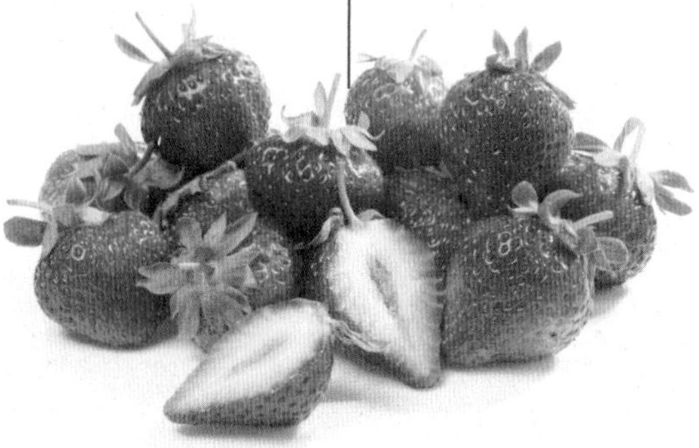

夏季氣候炎熱，對於人體來說外陽抗盛，內養不足，所以要預防心內陽氣過分的消耗和發散，中醫有一個理論「汗為心液」，如果汗液過分的消耗，不僅能耗散心陽，還能損害心陰，所以這個時候要特別注意心臟的養護。

想要夏季養心，最簡單的食療作法就是吃一些紅色的食物。這是因為傳統的紅色養心，是從陰陽五行來說，紅為火，入心，補氣補血。簡單幾個字，就道出了古人在夏季以紅色養心的奧祕。另外，相比於其他季節，人在夏季的食欲相對較弱的，所以也需要紅色的鮮豔來刺激。

紅色食物包括胡蘿蔔、番茄、紅地瓜等。按照中醫五行學說，紅色為火，所以紅色食物進

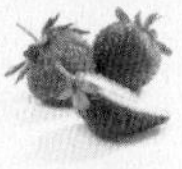

入人體後可入心、入血，具有益氣補血和促進血液、淋巴液生成的作用。紅色食物還具有極強的抗氧化性，它們富含番茄紅素、丹寧酸等，可以保護細胞，具有消炎作用，還能為人體提供蛋白質、無機鹽、維生素及微量元素，增強心臟和氣血功能。

夏天出汗多，容易造成體液代謝失調，體內酸鹼平衡也容易被破壞，此時身體特別容易感到疲勞。這時候吃些紅色食物，疲勞自然而然會得到緩解，人也會變得精神抖擻，充滿力量。

如果你天生體質就是體弱多病，容易感染感冒，或者不小心已經受到了感冒的侵襲，紅色食物在此時就能為你除掉感冒的困擾。在感冒嚴重的時候吃一些紅色食物，也能預防許多併發症，如氣管炎、支氣管炎等。更嚴重的甚至會引發如肺炎、心肌炎等嚴重的感染性疾病。因此，在夏季食用一些紅色的果蔬，對夏季增強心腦血管活力、提高自身免疫力大有益處。

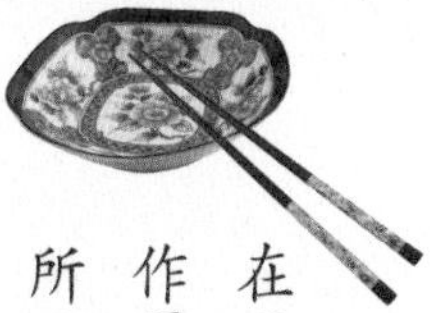

【食色知味】

在五味中，苦味入心，它所含的生物鹼具有消暑清熱、促進血液循環、舒張血管作用。但是，吃苦味食物也要因人而異。一般說來，老人和小孩的脾胃多虛弱，所以不適宜過多食用苦味食物。此外，患有脾胃虛寒、腹部冷痛、腹瀉者亦不宜食用，否則會加重病情。

紅辣椒【紫天椒】

紅辣椒帶有辛香味，不但能去除菜餚中的腥味，還含有非常高的營養價值。紅辣椒所含有豐富的維生素A和C，因此，紅辣椒不只是在料理上的調味品而已，它的功效更為世人所稱道。

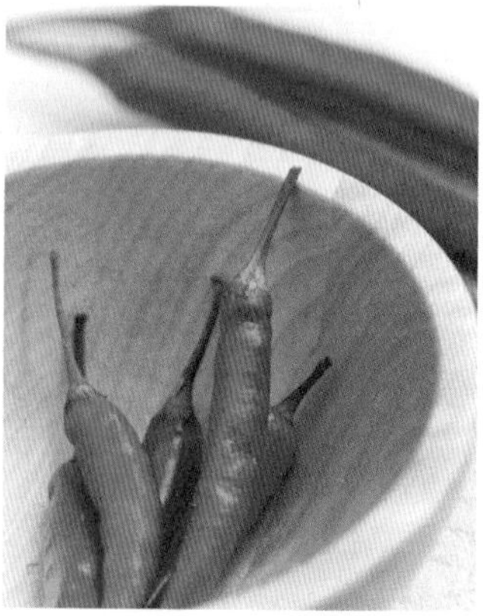

補強心臟

紅辣椒也有淡化血液的功效，辣椒會借著增加血液凝結的時間，來阻止血塊的形成。以辣椒為主要材料，配以大蒜、山楂食用後，它們的提取物及維生素E，能改善心臟功能，促進血液循環。

瘦身減脂

紅辣椒不光對於增強心臟功能很有用，對於瘦身也有幫助。因為紅辣椒含有一種特殊物質，能加速新陳代謝，達到燃燒體內脂肪的效果，發揮減肥的作用。這種物質還可以促進荷爾蒙分泌，對皮膚有很好的美容保健作用。

預防中暑、排毒

熱天吃紅辣椒，聽起來是個不可思議的說法，但夏天吃紅辣椒不但不會讓人感到炎熱，反而還會預防中暑。這是因為富含維生素C和辣椒素的辣椒可以有效促進汗液的排放，幫助體內毒素排出，發揮一定的降溫作用。

減輕疼痛

一口咬下紅辣椒的那種辛辣刺激感，會促使腦部分泌內啡呔，這種化學物質可以減輕疼痛並能產生輕微的快感。最近已經有人拿辣椒來治療神經性頭痛，效果非常好。

治療感冒、止咳

紅辣椒中有種植物性化學物質稱為「番辣椒素」，它能清除鼻塞。番辣椒素與一些感冒藥、咳嗽藥很相似，而吃辣椒又比吃藥物來得好，因為完全沒有副作用。

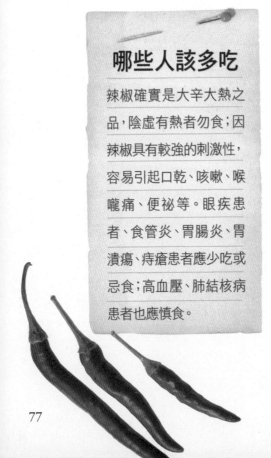

哪些人該多吃

辣椒確實是大辛大熱之品，陰虛有熱者勿食；因辣椒具有較強的刺激性，容易引起口乾、咳嗽、喉嚨痛、便祕等。眼疾患者、食管炎、胃腸炎、胃潰瘍、痔瘡患者應少吃或忌食；高血壓、肺結核病患者也應慎食。

養生 美味上菜

花生辣椒醬

材料

紅辣椒1000公克、辣椒醬50公克、麻椒醬50公克、去皮熟花生100公克、白芝麻50公克

調味料

A 豆瓣醬3大匙、甜麵醬3大匙、味噌醬3大匙

B 白醋1/2杯、糖1小匙、鹽1小匙、十三香適量

作法

1. 將辣椒洗淨，去蒂頭，切細碎丁；花生以擀麵棍敲碎成小碎。
2. 將三種醬與調味料**B**放入鍋中，以小火加熱攪拌。
3. 待鹽融化後，加入辣椒丁、辣椒醬、麻椒醬攪拌，再蓋上鍋蓋後，以小火熬煮，並不時地攪拌，免得鍋底糊。
4. 待辣椒出水開始成醬狀後，加入芝麻繼續熬煮，待熬片刻，即可出鍋。

十三香為：草豆蔻、白芷、大茴香、小茴香、砂仁、木香、山奈、高良薑、肉豆蔻、丁香、肉桂皮、乾薑、蜀椒。

功效 補充營養。

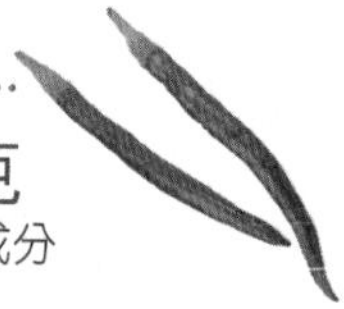

每100公克
紅辣椒的營養成分

熱量		61仟卡
蛋白質		2.2公克
脂肪		0.2公克
碳水化合物		13.7公克
膳食纖維		6.8公克
膽固醇		0毫克
菸鹼酸		2.1毫克
維生素	A	370微克
	B_1	0.17毫克
	B_2	0.15毫克
	B_6	0毫克
	B_{12}	0微克
	C	141毫克
	E	0毫克
礦物質	鈉	36毫克
	鉀	330毫克
	鈣	16毫克
	鎂	24毫克
	磷	55毫克
	鐵	7.4毫克
	鋅	0.3毫克

食用小叮嚀

儘管吃辣椒有很多好處，但食用辣椒應適量，鮮辣椒每次100公克、乾辣椒每次10公克為宜，食用過量反而會危害人體健康。因為過多的辣椒素會劇烈地刺激胃腸黏膜，引起胃痛、腹瀉並使肛門燒灼刺痛，誘發胃腸疾病。

雖然辣椒中含有豐富的維生素C，但在烹調中會讓絕大部分的維生素C遇熱流入湯中或被破壞，在銅器中更是如此，所以烹調時要儘量避免使用銅質器具。

紅甜菜（紫菜頭）

紅甜菜又名紫菜頭，肉質根一般為圓球形和長圓柱形，表皮光滑，皮肉深紅。紅甜菜營養豐富，含有粗蛋白、可溶性糖、粗脂肪、膳食纖維、維生素C、菸鹼酸等，還含有鉀、鈉、磷、鎂、鐵、鈣，鋅、錳、銅等礦物質，能通過補充身體所需營養來調養身體。另外，紅甜菜由於其含有豐富的葉酸，可以遠離心臟病，因此，紅甜菜又被稱為心臟菜。

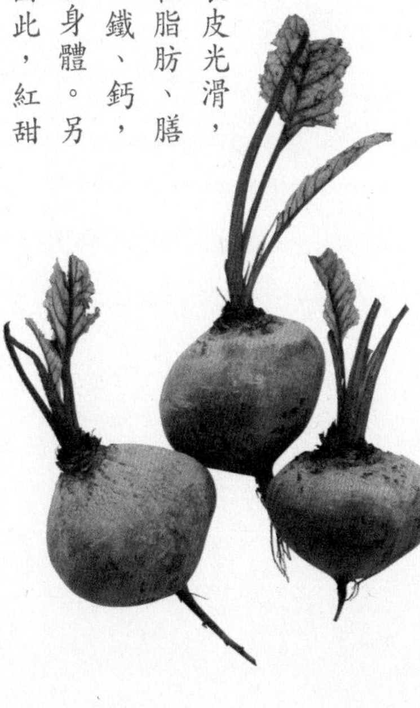

補鐵補血

紅甜菜有益於貧血、容顏暗淡無光、長黃褐斑、感冒發燒、病後體虛、體弱者。紅甜菜根含有豐富的鉀、磷及容易消化吸收的糖，可促進腸胃道的蠕動；具有天然紅色維生素B群及鐵質，可以補血；維生素C可將腸內三價鐵還原成二價鐵，而促進鐵的吸收；菸鹼酸可參與血紅蛋白的合成，使血紅蛋白增加，攜氧能力增強。

預防文明病

如果你常常抽煙、過量飲酒，並且擁有不良的飲食習慣和生活作息，再加上如今環境環境污染嚴重、工作壓力變大等方面的影響，很容易導致健康情況不良。而紅甜菜中的維生素C作為抗氧化維生素，能夠幫助我們清除有害物質自由基，對預防自由基過高導致的癌症、心腦血管疾病、皮膚皺紋、糖尿病、老年癡呆症等疾病十分有益。

保護消化道

紅甜菜中的營養成分能明顯促進和加強體內腸胃的蠕動，間接的維護到肝臟、膽囊、脾臟及腎臟的健康；紅甜菜中的膳食纖維亦可促進鋅與其他礦物質的吸收，有助於胃腸吸收不好的兒童、老人、上班族、學生族，獲得均衡的營養。

補充營養

如果你容易感冒、精神萎靡、食欲乏味、體質虛弱、病後體虛、偏食、厭食等，需要調養脂肪肝、A肝及B肝恢復期的身體，或者青春期、懷孕期、分娩哺乳期及停經期的身體變化調理、腫瘤放療和化療的身體，紅甜菜能補充人體需要的各種營養，對身體健康有益。

哪些人該多吃

紅甜菜是適合所有人食用的食物，它能夠為不同年齡層次者補充營養，也能為不同健康狀況的患者減輕疾病的痛楚。

養生 美味上菜

涼拌紅甜菜

材料

紅甜菜3顆、馬鈴薯3顆、小黃瓜1根、熟雞蛋2個、香草少許

調味料

優酪乳油適量、白醋1小匙、鹽1小匙

作法

1. 將甜菜葉去掉，只留下甜菜頭，洗淨，入沸水中煮軟，撈起去皮，刮成細絲，備用。
2. 馬鈴薯洗淨、去皮，入沸水中煮軟撈起，切成小丁。
3. 小黃瓜洗淨，熟雞蛋切成小丁。
4. 將甜菜絲、馬鈴薯丁、雞蛋丁和黃瓜丁一起放入冷水中漂涼，取出。加鹽和醋調勻。
5. 把香草切細，撒入盤中。
6. 按個人愛好，加入適量的優酪乳油，拌勻即可食用。

功效 補鐵補血、增強免疫力。

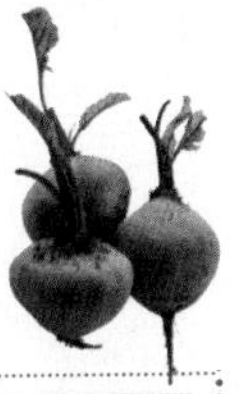

每100公克
紅甜菜的營養成分

熱量		26仟卡
蛋白質		3.8公克
脂肪		0.3公克
碳水化合物		3.4公克
膳食纖維		2.5公克
膽固醇		0毫克
菸鹼酸		0.6毫克
維生素	A	792.5微克
	B_1	0.09毫克
	B_2	0.17毫克
	B_6	0.07毫克
	B_{12}	0微克
	C	35毫克
	E	0毫克
礦物質	鈉	32毫克
	鉀	340毫克
	鈣	238毫克
	鎂	60毫克
	磷	41毫克
	鐵	6.7毫克
	鋅	0.4毫克

食用小叮嚀

紅甜菜可以生食，也可熟食，對身體健康益處許多。但紅甜菜糖分很高，血糖過高的人要適量攝取。且食用時會產生尿液與糞便有甜菜的色素，但不會對身體有影響。

番茄（西紅柿）

番茄富含各種可溶性碳水化合物、有機酸、維生素和礦物質，這些營養元素也賦予了番茄與眾不同的養生功效。在夏季吃番茄是一個非常不錯的選擇，因為它具有許多功效。

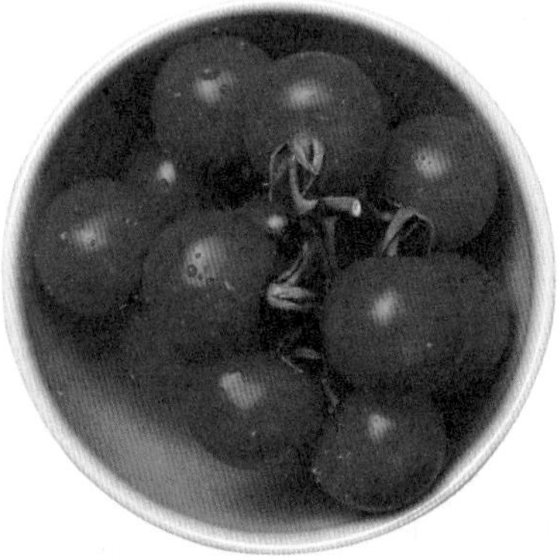

保護心血管

番茄中的番茄紅素在降低脂蛋白氧化方面發揮著重要作用。在動脈粥樣硬化的發生和發展過程中，血管內膜中的脂蛋白氧化是一個關鍵因素。根據報導顯示，口服天然番茄紅素，能使血清膽固醇降至五・二〇毫升以下，番茄紅素可用於預防高膽固醇和高血脂症，減緩心血管疾病的發展。

防癌抗癌

番茄紅素具有獨特的抗氧化能力，能清除自由基，保護細胞，使去氧核糖核酸及基因免遭破壞，阻止癌變進程。此外，番茄除了對前列腺癌有預防作用外，還能有效減少胰腺癌、直腸癌、喉癌、口腔癌、肺癌、乳腺癌等癌症的發病危險。

防曬美容

番茄含有大量的番茄紅素，這種不含氧的類胡蘿蔔素是很強效的抗氧化劑，其抗氧化能力是胡蘿蔔素的三・二倍，是維生素E的一百倍，增加體內番茄紅素的含量，可有效預防或減輕紫外線對皮膚的損傷、清除損傷肌膚的自由基，而發揮保護皮膚的作用。每天攝入十六毫克番茄紅素，可將曬傷的危險係數下降百分之四十，因此番茄被稱為「最佳防曬食物」。同時，番茄中的維生素、礦物質、微量元素、優質的食物纖維及果膠等高價值的營養成分，也很適合添加於保養品，發揮優異的抗老化效果。

抗老化、預防心血管疾病

番茄中的維生素C，有生津止渴、健胃消食、涼血平肝、清熱解毒、降低血壓之功效。且多吃番茄具有抗衰老作用，使皮膚保持白皙。此外，多食用番茄對預防動脈硬化、冠心病也有幫助。番茄多汁，可以利尿，腎炎病人也宜食用。

增強食欲

番茄中含有豐富的維生素A、C、P及B群維生素，其纖維素、有機酸、鈣的含量也很高，常吃可遠離口腔潰瘍，改善消化不良，增強食欲。

增強免疫力

番茄紅素在體內通過消化道黏膜吸收進入血液和淋巴，分布到睪丸、腎上腺、前列腺、胰腺、乳房、卵巢、肝、肺、結腸、皮膚及各種黏膜組織，促進腺體分泌激素，從而使人體保持旺盛的精力；清除這些器官和組織中的自由基，保護它們免受傷害，可以增強身體免疫力。印度學者指出，番茄紅素可令不育男子精子數量增加、活力增強，醫治不孕問題。

解酒

酒精在人體內的代謝過程主要是氧化還原反應，會產生大量的自由基。平時服用番茄紅素，可以增加酒量；喝酒前服用，解酒效果顯著，可以減輕酒精對肝臟的損傷；而醉酒後服用，可以減輕頭痛、嘔吐等醉酒症狀。

哪些人該多吃

適宜於熱性病發熱、口渴、食欲不振、習慣性牙齦出血、貧血、頭暈、心悸、高血壓、急慢性肝炎、急慢性腎炎、夜盲症和近視眼者食用；急性腸炎、菌痢及潰瘍病人不宜食用。

養生 美味上菜

番茄銀耳羹

材料

番茄1個、乾銀耳100公克

調味料

黃冰糖1大匙

作法

1. 番茄洗淨去蒂，底部劃時十字，放入煮沸的水中汆燙，剝去外皮，切成細條，備用。
2. 銀耳以水泡發，然後去尾部、洗淨，撕成小朵，放入砂鍋中，加800cc水熬煮至濃稠綿軟。
3. 將番茄條放入銀耳湯熬煮，再加入冰糖調味，煮至水沸後即可。

功效

清熱解毒、生津潤肺、治喉嚨痛、護肝益胃。

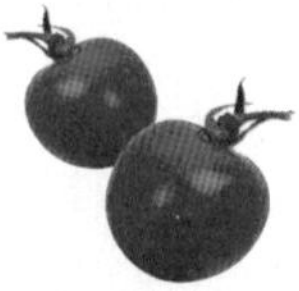

每100公克 番茄的營養成分

熱量		26仟卡
蛋白質		0.9公克
脂肪		0.2公克
碳水化合物		5.5公克
膳食纖維		1.2公克
膽固醇		0毫克
菸鹼酸		0.6毫克
維生素	A	84.2微克
	B_1	0.02毫克
	B_2	0.02毫克
	B_6	0.06毫克
	B_{12}	0微克
	C	21毫克
	E	0毫克
礦物質	鈉	9毫克
	鉀	210毫克
	鈣	10毫克
	鎂	12毫克
	磷	20毫克
	鐵	0.3毫克
	鋅	0.2毫克

食用小叮嚀

番茄以一天吃一至二個為宜，做湯、熱炒、涼拌、生吃均可。由於番茄紅素是脂溶性成分，所以將番茄熟食吸收番茄紅素的效果比生吃更好。但番茄含有大量果膠等成分，易與胃酸發生化學反應，結成不易溶解的塊狀物，空腹吃易引起胃脹、胃痛，因此空腹時不宜生吃番茄。另外，從中醫理論講，番茄屬甘酸、寒涼性食物，吃太多會造成腹瀉，脾胃虛弱者要適當控制生吃的量。

胡蘿蔔（紅菜頭）

胡蘿蔔含有多種營養成分，其中胡蘿蔔素含量較高。說起胡蘿蔔的功效，大家最容易想到的是常吃胡蘿蔔對眼睛大有益處，其實，胡蘿蔔對預防心臟病也有奇效。除此之外，胡蘿蔔具有以下作用。

護肝明眼

胡蘿蔔含有大量胡蘿蔔素，這種胡蘿蔔素的分子結構相當於兩個分子的維生素A，進入身體後，在肝臟及小腸黏膜內經過酶的作用，其中百分之五十變成維生素A，有保護肝臟、眼睛的作用，可治療夜盲症。

通便防癌

胡蘿蔔含有植物纖維，吸水性強，在腸道中體積容易膨脹，是腸道中的「充盈物質」，可加強腸道的蠕動，通便、治便祕。

哪些人該多吃

近視、抽菸、便祕、感冒、肝功能較差者，皆可食用胡蘿蔔，可以改善身體機能具有抗氧化的效果，因此也有利於抗癌患者。但因為胡蘿蔔吃多，皮膚顏色會變黃，因此美容患者要少食。

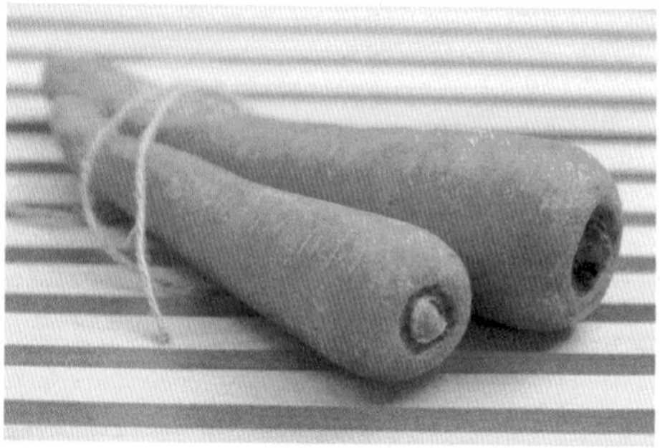

促進生長發育

維生素A是骨骼正常生長發育的必需物質，有助於細胞增殖與生長，是身體生長的要素，對促進嬰幼兒的生長發育具有重要意義。

增強免疫力

胡蘿蔔素轉變成維生素A，有助於增強身體的免疫機能，在預防上皮細胞癌變的過程中具有重要作用。此外，胡蘿蔔中的木質素也能提高，間接消滅癌細胞，預防癌症。

降低血糖、血脂

胡蘿蔔含有降糖物質，是糖尿病患者的好食品，其所含的某些成分，如檞皮素、山標酚能增加冠狀動脈血流量，降低血脂，促進腎上腺素的合成，還有降血壓、強心作用，是高血壓、冠心病患者的食療佳品。

養顏美容

胡蘿蔔富含維生素，並有輕微而持續發汗的作用，可刺激皮膚的新陳代謝，增進血液循環，使皮膚細嫩光滑，膚色紅潤，適合食欲不振者、皮膚粗糙者食用。

養生
美味上菜

胡蘿蔔豆皮壽司

材料

胡蘿蔔300公克、蓮藕150公克、豆皮4張、熟飯200公克、杏乾5顆、海苔少許、茴香少許

調味料

壽司醋2大匙、鹽1/2小匙、胡椒粉1/2小匙、醬油1大匙、綠芥末適量

作法

1. 將米飯煮好後稍微冷卻一下，然後加入壽司醋攪拌均勻；將杏乾切碎。
2. 將胡蘿蔔和蓮藕去皮後，放入沸水中汆燙1分鐘，撈出瀝乾，切成碎末。與杏乾碎末一起加入米飯中，再調入鹽、胡椒粉，一起攪拌均勻。
3. 平鋪修剪整齊後的豆皮，鋪上攪拌好的蔬菜米飯，直到鋪滿豆皮3/4，留1/4的空白。
4. 撒上撕碎的海苔，然後放上茴香（撒上之前，可以以手輕輕撒一下，有助於香味的揮發），從一側邊按壓邊往上捲，捲到邊緣時，將預留的1/4米飯豆皮封口，沾醬油和綠芥末即可食用。

功效 潤肺補心、保護心臟及腎臟。

每100公克

胡蘿蔔的營養成分

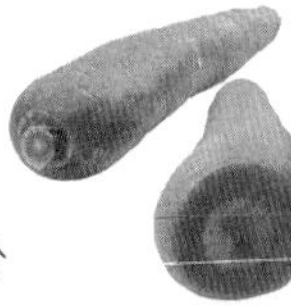

熱量		38仟卡
蛋白質		1.1公克
脂肪		0.5公克
碳水化合物		7.8公克
膳食纖維		2.6公克
膽固醇		0毫克
菸鹼酸		0.8毫克
維生素	A	9980微克
	B_1	0.03毫克
	B_2	0.04毫克
	B_6	0.02毫克
	B_{12}	0微克
	C	4毫克
	E	0毫克
礦物質	鈉	79毫克
	鉀	290毫克
	鈣	30毫克
	鎂	16毫克
	磷	52毫克
	鐵	0.4毫克
	鋅	0.3毫克

食用小叮嚀

因為β-胡蘿蔔素存在於胡蘿蔔的細胞壁中，而細胞壁是由纖維素構成的，人體無法直接消化，只能以切碎、煮熟等方式，使其細胞壁破碎，β-胡蘿蔔素才能釋放出來，為人體所吸收利用。另外，β-胡蘿蔔素屬於脂溶性物質，只有當它溶解在油脂中時，才能轉變成維生素 A，被人體吸收，所以以油炒胡蘿蔔，或和其他含油脂類食物同食，可達到加倍滋潤的效果。

枸杞【紅果子】

中醫很早就有「枸杞養生」的說法，認為常吃枸杞能「堅筋骨、輕身不老、耐寒暑」，常被當作滋補調養和抗衰老的良藥。

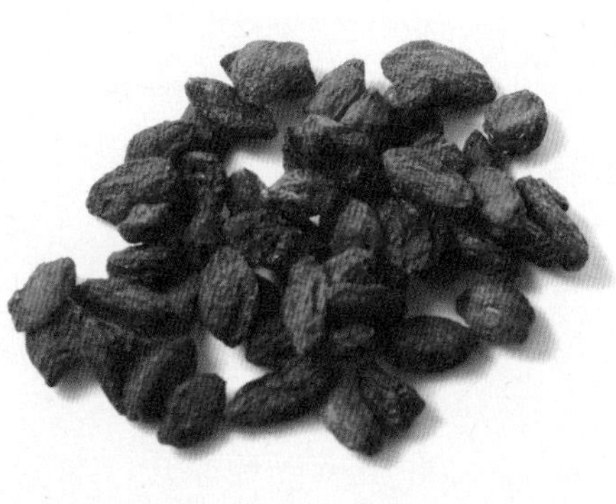

明目

枸杞含有豐富的胡蘿蔔素、維生素A、B_1、B_2、C和鈣、鐵等眼睛保健的必需的營養物質，故擅長明目，所以俗稱「明眼子」。歷代醫家治療肝血不足、腎陰虧虛引起的視物昏花和夜盲症，常常使用枸杞，著名方劑「杞菊地黃丸」，就以枸杞為主要藥物。民間也慣用枸杞治療慢性眼病，枸杞蒸蛋就是簡便有效的食療方法。

防癌、抗老化

枸杞具有增強免疫力、延緩衰老、抗癌等作用，常被當作滋補調養的食物。除了這些保健效果外，枸杞子的藥用價值主要還在對糖尿病、脂肪肝、男性不育、肥胖症、老人夜間口乾症、慢性萎縮性胃炎等疾病的輔助治療上。

補腎、養顏美白

很多人都知道枸杞是補腎的，但很少有人知道枸杞還可以養顏美白。這是因為腎為先天之本，是人身體的生命之源，腎功能良好，身體各部分才能正常運轉，臉色才會紅潤潔白。枸杞子可以提高皮膚吸收氧分的能力，發揮美白養顏的作用。

哪些人該多吃

適宜肝腎陰虛、癌症、高血壓、高血脂、動脈硬化、慢性肝炎、脂肪肝患者食用；用眼過度者、老人更加適合。枸杞雖然具有很好的滋補和治療作用，但也不是所有人都適合服用。由於它溫熱身體的效果相當強，正在感冒發燒、身體發炎、腹瀉者最好別吃。

養生 美味上菜

枸杞蒸蛋

材料

枸杞15公克、雞蛋2個

調味料

鹽1小匙、太白粉1小匙

作法

1. 將枸杞洗淨，放入溫水泡軟；雞蛋打散，加入鹽及太白粉拌勻。
2. 將枸杞放入蛋汁中，再放入電鍋中，外鍋放一杯水，蒸熟即可。

功效 預防腰痛、強健肌肉。

食用小叮嚀

枸杞中所含的維生素大多是水溶性的，遇熱容易被破壞，僅僅是簡單浸泡一下，當中的維生素、胡蘿蔔素等很難完全被吸收。建議把乾枸杞稍微泡一下，再入粥飯、湯羹、菜餚；或以豆漿機打豆漿時放一些，不僅滋補，而且不會上火。這樣就能充分利用枸杞所含的各種營養物質和微量元素了。

選擇枸杞時，宜選顆粒色紅略帶光澤，個大肉厚，一端有白色果柄痕，口味甜中帶鮮的產品。但枸杞很容易氧化，易受潮、變色和蟲蛀，因此儲存時一定要密封、乾燥，放在陰涼通風處。

每100公克 枸杞的營養成分

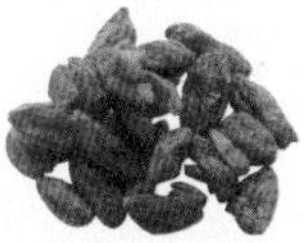

熱量		346仟卡
蛋白質		12.4公克
脂肪		0.8公克
碳水化合物		72.9公克
膳食纖維		14.4公克
膽固醇		0毫克
菸鹼酸		3.92毫克
維生素	A	10.1微克
	B_1	0.92毫克
	B_2	0.39毫克
	B_6	0.65毫克
	B_{12}	0微克
	C	9.5毫克
	E	3.37毫克
礦物質	鈉	490毫克
	鉀	1243毫克
	鈣	78毫克
	鎂	69毫克
	磷	156毫克
	鐵	14.6毫克
	鋅	0.7毫克

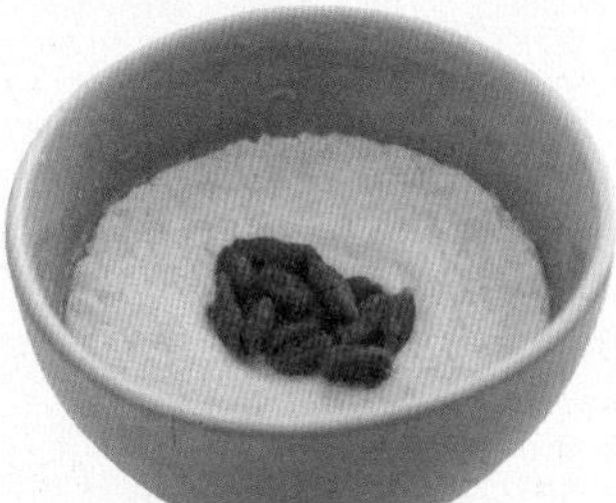

食譜摘自《在家可做的養生方》

紅豆（相思子）

紅豆又稱赤豆、赤小豆等，它的藥用保健作用自古以來就被廣泛應用。紅豆營養豐富，含有蛋白質、脂肪、醣類、維生素B群、鉀、鐵、磷等，因此紅豆的養生功效不可小覷。明代藥學家李時珍稱其為「心之穀」，也就是說，在夏季這個養心的季節，紅豆是最適宜養心的穀類。

補血、促進循環

紅豆富含鐵質，有補血的作用，是女性生理期間的滋補佳品。多攝取紅豆，還有促進血液循環、強化體力、增強抵抗力的效果。按照日本的傳統，在女兒月經初次來潮時，母親都會煮上一鍋紅豆飯，除了有祝福女孩長成女人的意義之外，也有補充經期營養、預防缺鐵性貧血的實質效果。但要注意造成貧血的原因很多，若是因為維生素B_{12}缺乏而導致，則食用紅豆的幫助就非常有限了。

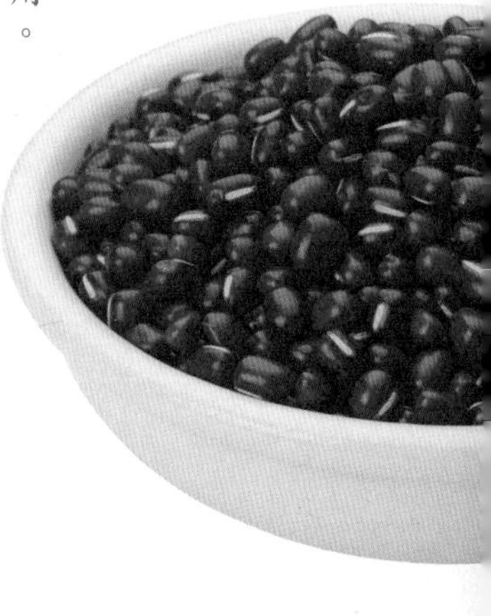

去除水腫

紅豆性質平和、味道甘酸，有利健脾利水、清熱除濕、消腫解毒的功效。由於紅豆性善下行，通利水道，古人有「多食令人瘦」的說法。夏天人體易水腫，喝紅豆湯就是改善這種狀況最簡單的作法。水腫患者通常小便較少，如果在腿腫最開始的階段就以紅豆煲湯作為飲料，次日腫勢就可減退，連服六、七天，可能完全消散。夏季腿腳如果長期出現水腫，可以在平常食用紅豆粥，抑制病情反覆發作。

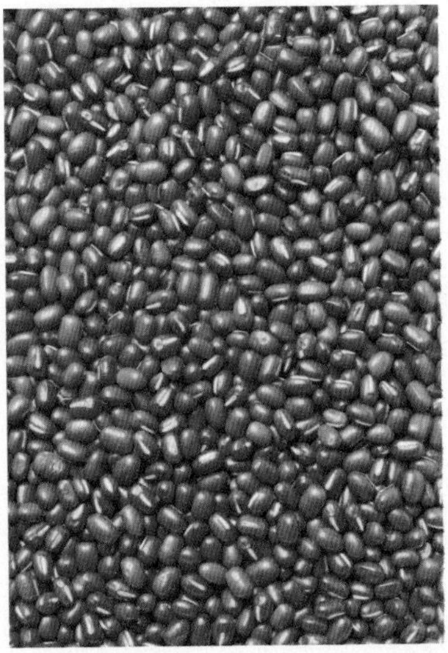

保健防病

紅豆有較多的膳食纖維，具有良好的潤腸通便的功效，可以保護腸胃，治療便祕；紅豆也能清除血脂、降血壓血脂、調節血糖，預防心血管疾病及糖尿病，以及解毒抗癌、預防結石、健美瘦身的作用。

哪些人該多吃

適宜各類型水腫、肥胖症者食用；但是因為紅豆能通利水道，所以尿多、尿頻者少吃。

養生
美味上菜

蓮子紅豆沙

材料

紅豆500公克、蓮子30公克、百合10公克、陳皮少許

調味料

冰糖1小匙

作法

1. 紅豆洗淨，用清水浸泡兩小時。
2. 煮一鍋沸水，把紅豆（連同浸豆水）還有蓮子、百合、陳皮一起放入鍋中。
3. 以大火煮開後，以中慢火煲兩小時，最後才以大火煲半小時，煲至紅豆起沙，加糖調味即可。

功效

清心養神、健脾益腎、固精益氣、止血、強健筋骨，治肺燥、乾咳，提升內臟活力。

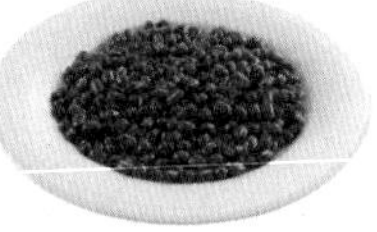

每100公克
紅豆的營養成分

熱量		332仟卡
蛋白質		22.4公克
脂肪		0.6公克
碳水化合物		61.3公克
膳食纖維		12.3公克
膽固醇		0毫克
菸鹼酸		2.06毫克
維生素	A	0微克
	B_1	0.43毫克
	B_2	0.1毫克
	B_6	0.66毫克
	B_{12}	0微克
	C	2.4毫克
	E	0毫克
礦物質	鈉	3毫克
	鉀	988毫克
	鈣	115毫克
	鎂	177毫克
	磷	493毫克
	鐵	9.8毫克
	鋅	3.8毫克

食用小叮嚀

在現代的營養分析上，紅豆已被認為是營養成分極高的主食類食物。但是在人體消化過程中，紅豆的豆類纖維卻容易在腸道發生產氣現象，因此腸胃較弱者，在食用紅豆後，常會有脹氣等不適感覺。其實，一般人在食用紅豆時，都習慣加些糖來增加口感，不過，從中醫的觀點卻認為「甘令人滿」，因此脾胃氣虛者服用甜食過量，的確較容易有飽脹的不適。所以在煮紅豆時加少許鹽，使產生「軟堅消積」的作用，有助於排除脹氣。可以以紅豆沙加陳皮煮食，或以紅豆與薏仁煲糖水，有利濕功效。或以紅豆和海帶同煮，可改善便祕。

紅莧菜（長壽菜）

初夏時節，是莧菜成熟的時候，也是食用莧菜最能發揮其功效的季節。此時的莧菜營養價值很高，莧菜富含維生素C、鈣、磷、鐵等營養物質，而且不含草酸，所含鈣、鐵進入人體後很容易被吸收利用。

補血養心

莧菜對於維持正常心肌活動，促進凝血也大有裨益，這是因為它所含豐富的鐵可以合成紅血球細胞中的血紅蛋白，有造血和攜帶氧氣的功能。另外，莧菜含有豐富的鐵、鈣和維生素K，可以促進凝血，增加血紅蛋白含量，並提高攜氧能力，促進造血等功能，最適合貧血患者食用。

保護骨骼

莧菜葉富含易被人體吸收的鈣質，對牙齒和骨骼的生長可發揮促進作用，並能維持正常的心肌活動，預防肌肉痙攣。

提高免疫力

莧菜中富含蛋白質、脂肪、醣類及多種維生素和礦物質，其所含的蛋白質比牛奶更能充分被人體吸收，所含胡蘿蔔素比茄果類高兩倍以上，可為人體提供豐富的營養物質，有利於強身健體，提高身體的免疫力，有「長壽菜」之稱。

清熱解毒

莧菜性味甘涼，善於清除身體濕熱，保護肝臟、解毒，散瘀，對於濕熱所致的赤白痢疾，及肝火上炎所致的目赤目痛、喉嚨紅腫等，均有一定的輔助治療作用。

哪些人該多吃

適合老年人、幼兒、婦女及減肥者食用。在夏季食用紅莧菜對於清熱解毒，治療腸炎痢疾、大便結塊，和小便赤澀有顯著作用；但平常胃腸有寒氣、易腹瀉者也不宜多食。

養生美味上菜

莧菜豆腐湯

材料

莧菜200公克、豆腐300公克、高湯1000cc

調味料

鹽適量

作法

1. 莧菜洗淨，去筋；豆腐洗淨，切片。
2. 鍋中加入高湯、莧菜，煮至菜梗軟。
3. 放入豆腐，煮沸後加鹽調味即可。

功效

去濕氣、除體熱、保護心臟。

食用小叮嚀

莧菜可煮湯，也可以炒食，宜以沸水汆燙，去除莧菜的澀味之後，再下鍋烹調成菜。莧菜炒熟吃，性味偏於平和；煮湯食則有清熱通利作用。

每100公克
紅莧菜的營養成分

熱量		22仟卡
蛋白質		3公克
脂肪		0.3公克
碳水化合物		3公克
膳食纖維		2.6公克
膽固醇		0毫克
菸鹼酸		0.4毫克
維生素	A	1690微克
	B_1	0.01毫克
	B_2	0.16毫克
	B_6	0.07毫克
	B_{12}	0微克
	C	21毫克
	E	0毫克
礦物質	鈉	14毫克
	鉀	380毫克
	鈣	191毫克
	鎂	60毫克
	磷	53毫克
	鐵	12毫克
	鋅	0.7毫克

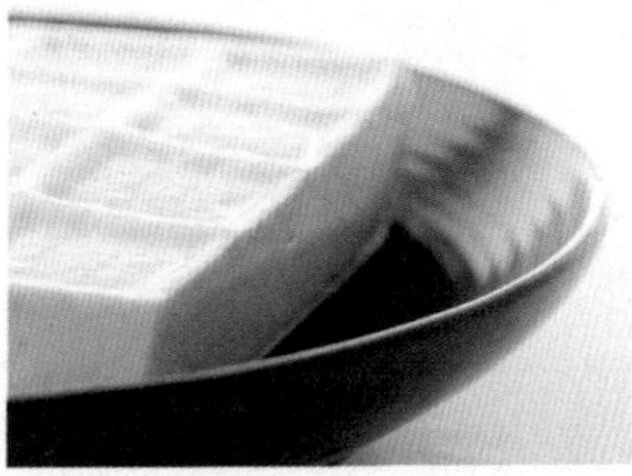

紅棗【保健大棗】

紅棗的保健功效很強，中醫的方子裡常見到它的蹤影，因為紅棗既有緩和藥性的功能，又能補氣養血，是很好的營養保健品。

養心

紅棗富含的環磷酸腺苷，是人體能量代謝的必需物質，能增強肌力、消除疲勞、擴張血管、增加心肌收縮力、改善心肌營養，對預防心血管疾病有良好的作用。

此外，紅棗對心臟也有益處，它裡面含有蘆丁，是對人體非常有益的物質，可以降膽固醇、血壓，對高脂血症和高血壓病人十分有益，民間就有一帖「新鮮紅棗和鮮芹菜根同煎熬」的食譜。

預防膽結石

經常食用紅棗者很少患膽結石，這是因為紅棗中的維生素C，使體內多餘的膽固醇轉變為膽汁酸，膽固醇少了，結石形成的機率也就隨之減少。

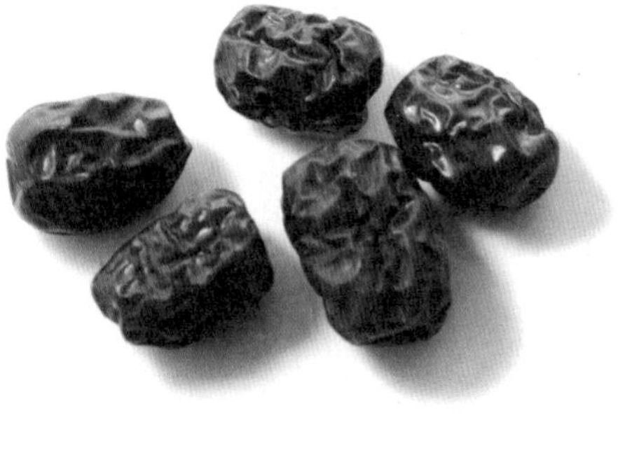

預防骨質疏鬆

紅棗中富含鈣和鐵，對預防骨質疏鬆、產後貧血有重要作用，中老年人、更年期經常會骨質疏鬆，正在生長發育高峰的青少年和女性容易發生貧血，於此時期多吃紅棗會有十分理想的食療作用，效果通常是藥物所不能比擬的。

健脾益胃

脾胃虛弱、腹瀉、倦怠無力者，每日吃紅棗七顆，或與黨參、白朮共用，能補中益氣、健脾胃，達到增加食欲、止瀉的功效；紅棗和生薑、半夏同用，可治療飲食不慎所引起的胃炎，如胃脹、嘔吐等症狀。

補氣養血

紅棗為補養佳品，食療藥膳中常加入紅棗補養身體、滋潤氣血。平時多吃紅棗、黃耆、枸杞，能提升身體的元氣，增強免疫力。

保護肝臟

紅棗能增加血清總蛋白和白蛋白的含量。對於急慢性肝炎、肝硬化患者及血清轉氨酶活力較高的病人，每晚睡前飲用紅棗花生湯（紅棗、花生、冰糖各三十公克，放入一鍋水中，先煎花生，後入紅棗、冰糖）一劑，三十天為一療程，能降低血清穀丙轉氨酶水準。

排毒、防便祕

紅棗還可以預防便祕，是很好的排毒食物。小兒發生便祕，年輕的父母往往束手無策。因為，西醫對小兒便祕沒有特效的療法。而中醫採以紅棗熬湯取汁餵之，不僅效果好且無副作用。當小兒便祕時，父母不妨一試紅棗湯。

改善過敏體質

過敏性體質者，更應該經常吃棗，因為棗裡含有的豐富的鈣與維生素C，有抗過敏的

哪些人該多吃

紅棗進補也非人人適宜。以女性來說，經期間如果出現眼腫或腳腫的現象，再伴有舌苔厚膩，這多屬「濕重或痰多」，此時就不宜服食紅棗。因紅棗多吃會使水濕積於體內，加重水腫症狀。又如有的女性體質燥熱，出現目赤、小便短赤、易怒、口乾舌燥或乾咳等，也不適合在經期食用紅棗，否則有可能引起經血過多，反而有害健康。此外，因外面風寒而引起的感冒、發燒者，胃腸濕熱及膽囊炎等有舌苔厚膩、腹脹氣滯及便祕者，也不宜吃紅棗，否則會助濕生熱或引起腹脹。此外，糖尿病患者應慎食，因為紅棗含糖量高，易引起血糖上升，促使病情惡化。

作用。紅棗中所富含的特殊物質可減少過敏介質的釋放，避免過敏反應的發生。

防癌抗癌

紅棗能提高人體免疫力，並可抑制癌細胞，促進細胞的生成，甚至具有可使癌細胞向正常細胞轉化的物質。

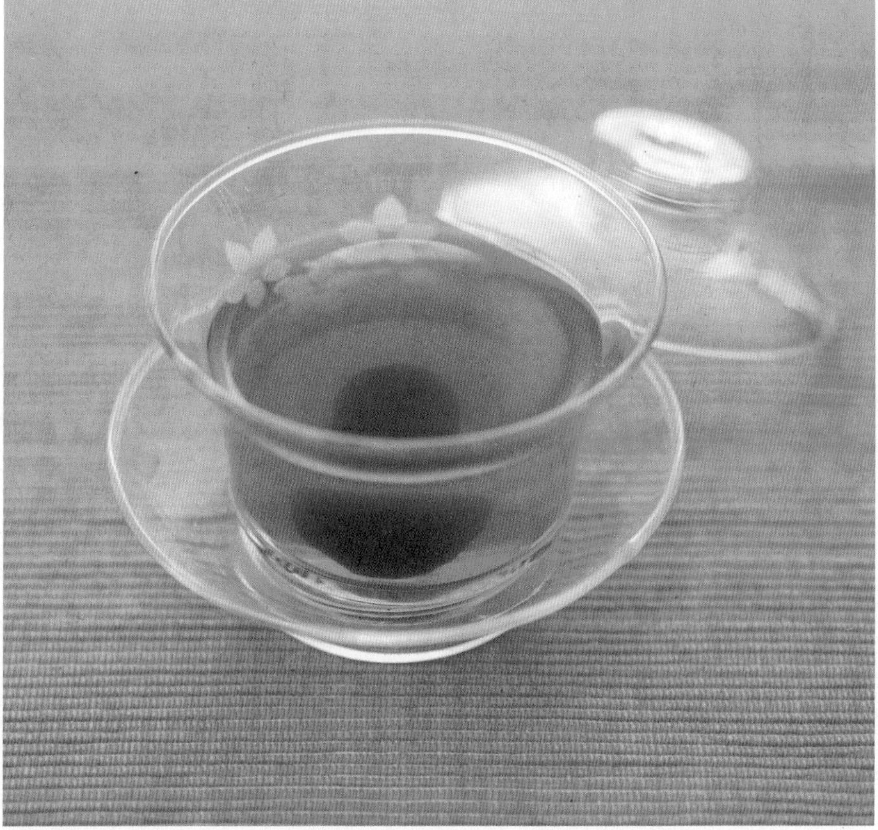

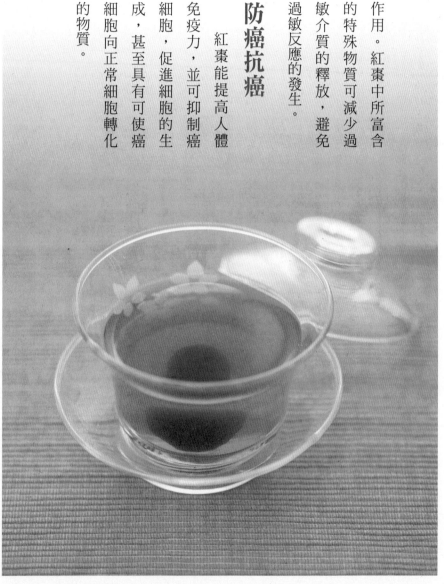

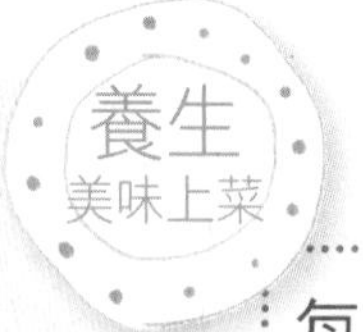

紅棗蓮子湯

材料

紅棗50公克、蓮子40公克

調味料

冰糖適量

作法

1. 將紅棗與蓮子洗淨。
2. 將蓮子放入鍋中，加入500cc清水一起煮，至八分滾時，加入紅棗及冰糖續煮，煮至紅棗變軟，即可食用。

功效 保護髮質。

食用小叮嚀

紅棗雖是進補佳品，但進食生棗過多易致腹瀉，並傷害脾胃；食用乾棗或鮮棗後，應及時漱口，並適量喝些水，以沖淡齒間滯留的糖分，有助預防蛀牙。紅棗進補以水煮吃較好，既不會改變進補的藥效，又可避免生吃易引起的腹脹或腹瀉問題。

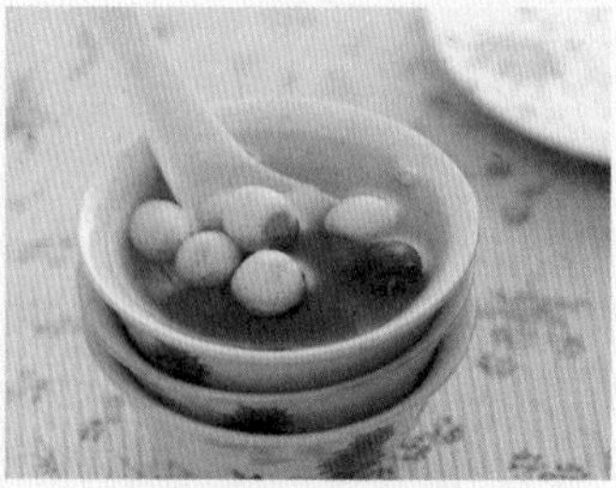

每100公克
紅棗的營養成分

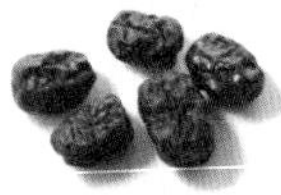

熱量		252仟卡
蛋白質		3.2公克
脂肪		0.3公克
碳水化合物		59.5公克
膳食纖維		7.7公克
膽固醇		0毫克
菸鹼酸		1.95毫克
維生素	A	0微克
	B_1	0.09毫克
	B_2	0.12毫克
	B_6	0.12毫克
	B_{12}	0微克
	C	1毫克
	E	0.19毫克
礦物質	鈉	10毫克
	鉀	597毫克
	鈣	50毫克
	鎂	35毫克
	磷	70毫克
	鐵	1.7毫克
	鋅	0.4毫克

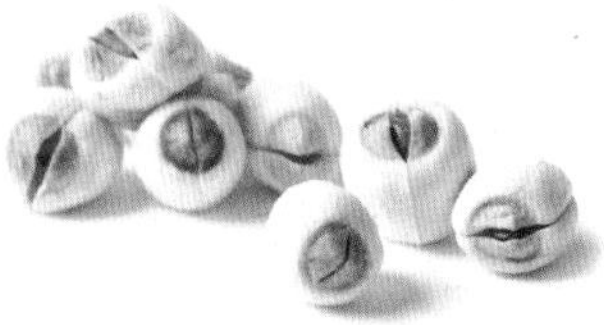

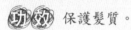

食譜摘自《在家可做的養生方》

紅麴〔養生紅糟〕

紅麴是大米接種紅麯黴屬菌種繁殖而成的一種紫紅色米麯，紅麴在黃酒釀造中具有發酵功效。紅麴米是中國獨特的傳統食品，距今已有千年歷史，早在明代藥學家李時珍所著的《本草綱目》中，就記載紅麴可做為中醫藥材，認為紅麴營養豐富、無毒無害、具有健脾消食、活血化淤的特殊功效。

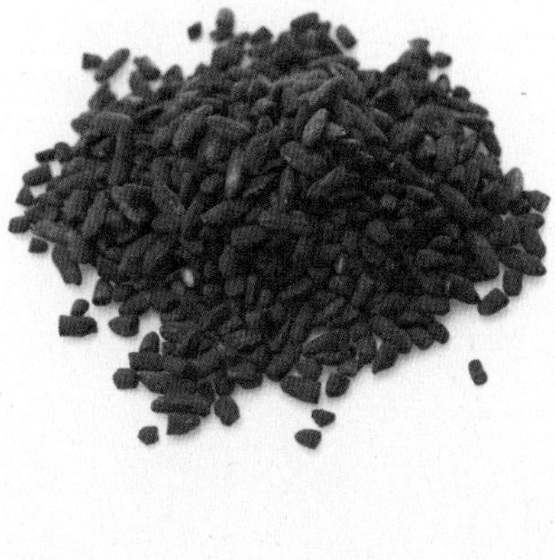

作為食用天然著色劑

紅麯黴屬菌種在生長繁殖過程中能產生天然色素，稱之紅麴色素。紅麴呈紫紅色，就是紅麴色素使然。紅麯黴是目前所發現的世界上唯一能產生食用色素的微生物。

抑菌抗菌

紅麴黴菌屬中的紫色紅麯黴能產生抗菌活性物質，對細菌、酵母有抗菌作用；對蠟狀芽胞桿菌、金黃色葡萄球菌、螢光假單胞桿菌等有較強抑制作用；對大腸桿菌、變形桿菌、綠膿桿菌也有一定抑制作用。

防病治病

紅麴中含有γ－胺基丁酸，為大腦的化學傳遞物質，可調節大腦的興奮與抑制，有治療癲癇作用，同時還有降血壓、降血糖的功效。紅麴中的橙色素含有活潑的羰基，易與胺基起作用，不僅可預防胺血症，而且是良好的防癌物質。紅麴中的單胺氧化酶阻遏物早已用於帕金森氏綜合症和某些精神性疾病的治療。另外，紅麴中含有一種稱為格如可賽命的物質，這種物質是生物合成結締組織基質所必不可少的成分，它可對骨關節及關節軟骨供給營養，促進其正常代謝，又可增加關節中滑液的黏多醣體，保持關節潤滑功能，治療退化性關節炎或風濕性關節炎。

哪些人該多吃

一般人均可食用，但過敏體質者儘量少用。

養生
美味上菜

紅麴白米粥

材料

紅麴米30公克、白米100公克

調味料

紅糖適量

作法

1. 將紅麴米、白米分別去雜質，以清水淘洗乾淨。
2. 鍋內放入700cc的清水、白米，以大火煮沸後，加入紅麴米，以文火煮至粥成，加紅糖調味，即可食用。

功效

活血化淤、健脾消食、預防產後惡露不盡、腹痛。

食用小叮嚀

紅麴易受潮，一旦受潮，就會受到有害微生物的侵染，逐漸黴變，結塊生蟲，保存時應當放在乾燥的環境裡。使用紅麴米時需注意量不宜多，否則口味發苦，不過可加點糖，發揮去酸解苦的作用。

西瓜【寒瓜】

西瓜含有多種維生素，例如：維生素A、B及C，蛋白質，及多種礦物質，包括鐵、鈣、鉀、磷、鎂、鋅等，可除消暑清熱，除煩止渴之外，還具有以下功效。

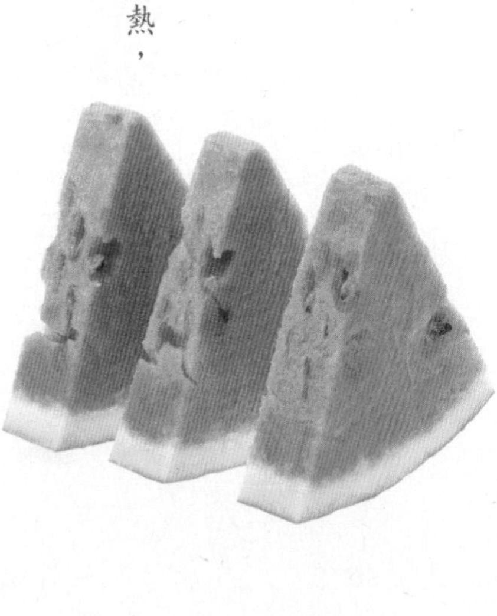

補水解暑

夏天高溫，汗多，進食減少，食用西瓜，既可補充水分，消暑解渴，又能供給營養，維持生理功能，有助於預防暑天生病，俗話說得好：「暑天幾塊瓜，藥劑不須抓。」西瓜中含有大量的水分，在急性熱病發燒、口渴汗多、煩躁時，吃上一塊又甜又沙、水分十足的西瓜，症狀會馬上改善。

預防心臟病

西瓜是最佳的「護心」水果。其中番茄紅素含量比生番茄高百分之四十。西瓜中含有更多的水分，能幫助人體更有效地吸收番茄紅素。每天吃一塊西瓜就可以使心臟病危險降低百分之三十。

防癌抗癌

黃心西瓜內含的胡蘿蔔素，能誘導癌細胞良性分化；內含的枸杞鹼可以預防癌細胞繁殖及腫瘤的形成；內含的配醣體可以促進體內產生T淋巴球及去活化巨噬細胞，產生抗體來抑制癌細胞的成長。因此西瓜有防癌、治癌的功效。

保護腎臟、強化生育

西瓜汁中所含的蛋白酶，能把不溶性的蛋白質轉化為可溶性的蛋白質，增加腎炎病人的營養。西瓜中所含的胺基酸、瓜胺酸能夠使人體產生氮氧化物，能夠增強男性的性能力。現代醫學還認為，適合高血壓、肝炎、腎炎者食；但從中醫的角度，西瓜性質寒涼，糖多，具有清熱、祛除火氣、利尿、治血痢、解酒毒的功效。

養顏美容

西瓜汁中還含有多種重要且有益健康和美容的營養成分，易被皮膚吸收，對臉部皮膚的滋潤、防曬、美白效果好。此外新鮮的西瓜汁和鮮嫩的瓜皮還能增加皮膚彈性，減少皺紋，增添光澤。

哪些人該多吃

適宜高血壓、急慢性腎炎、膽囊炎、高熱不退者食用；但糖尿病患少食，若要食用，建議兩餐中食用；且脾胃虛寒、身體濕重、腹瀉者不宜食用。

養生 美味上菜

冰涼西瓜丁

材料

西瓜1000公克、蘋果50公克、橘子50公克、鳳梨50公克、荔枝20公克、香瓜30公克

調味料

冰糖1大匙

作法

1. 西瓜、香瓜、蘋果、橘子、荔枝去皮切開，去瓤去籽，取肉切成小丁；鳳梨洗淨，去皮切成小丁。
2. 鍋中放入150cc水煮沸，放入冰糖熬成糖水，倒在大碗裡，待涼後放入冰箱內冷藏。
3. 水果丁放在盤內，倒入糖水即可。

功效

清熱解暑、消脂、預防心血管疾病。

每100公克
西瓜的營養成分

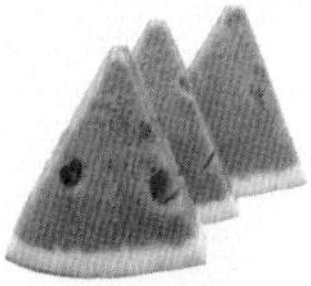

熱量		25仟卡
蛋白質		0.6公克
脂肪		0.1公克
碳水化合物		6公克
膳食纖維		0.3公克
膽固醇		0毫克
菸鹼酸		0.2毫克
維生素	A	126.7微克
	B_1	0.02毫克
	B_2	0.01毫克
	B_6	0.04毫克
	B_{12}	0微克
	C	8毫克
	E	0毫克
礦物質	鈉	13毫克
	鉀	100毫克
	鈣	4毫克
	鎂	13毫克
	磷	23毫克
	鐵	0.3毫克
	鋅	0.1毫克

食用小叮嚀

許多人買回西瓜後，不是立即就吃，而是放入冰箱冷藏後再吃，以求涼快，但醫生認為，咬食「冰」西瓜時，口腔內的唾液腺、舌部味覺神經和牙周神經都會因冷刺激幾乎處於麻痺狀態，以致難以「品」出西瓜的甜味和誘人的「沙」味。同時，還會刺激咽喉，引起咽炎或牙痛等不良反應，損傷脾胃。因此，西瓜不宜冷藏後再吃，最好是現買現吃。如果買回的西瓜溫度較高，需要冷處理一下，可將西瓜放入冰箱降溫，應把溫度調至15℃，且在冰箱裡的時間不應超過兩小時。這樣才既可防暑降溫，又不傷脾胃，還能品嘗西瓜的甜沙滋味。

山楂〔山裡紅〕

山楂又叫「山裡紅」、「胭脂果」，鐵和鈣的含量特別豐富，鈣的含量在各種水果中居第一位，其維生素C的含量比蘋果多十七倍，是水果中的佳品。山楂不但顆顆滾圓，紅似瑪瑙，令人喜愛，而且有很高的營養和藥用價值。一說到山楂的功效，人們首先想到它能助消化。其實，除了消食外，山楂還有很多功效。

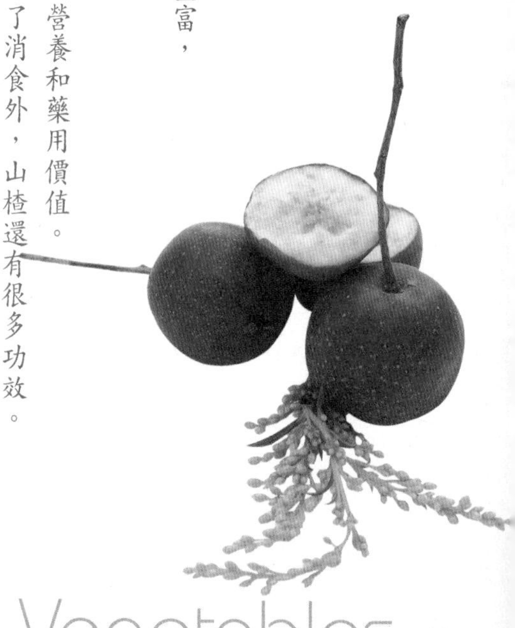

防癌抗癌

山楂中含有一種叫牡荊素的化合物，具抗癌的作用。亞硝胺、黃麴黴素均可誘發消化道癌症的發生或加重，而山楂提取液不僅能阻斷亞硝胺的合成，還可抑制黃麴黴素的致癌作用。所以，消化道癌症的高危險群應經常食用山楂；對於已經患有癌症的患者，若出現消化不良時也可以山楂、大米一起加水煮粥食用，既可助消化又可發揮輔助抗癌的作用。

預防心血管疾病

山楂能顯著降低血清膽固醇及三酸甘油酯，有效預防動脈粥樣硬化；山楂還能增強心肌收縮力、增加心輸出量、擴張冠狀動脈血管、增加冠脈血流量、降低心肌耗氧量、預防心絞痛的作用。此外，山楂有持久降血壓的作用。

活血化瘀

中醫認為山楂具有活血化淤的作用，是血淤型痛經患者的食療佳品，也有助於解除局部淤血狀態，對跌打損傷有輔助療效。

促進消化

山楂不僅酸甜味美，能促進消化液的分泌，增進食欲，幫助消化。山楂最重要的功效就是健胃、消積，中藥中有名的焦三仙，是助消化、治腹瀉的常用方劑，山楂即是其中的「一仙」。中藥中的消食健脾藥各有特點，有的消麵食，有的消肉食，山楂就是專於消肉食積滯的上品。食肉不消則腹脹，因此可以山楂一百至一百五十公克，煎水飲汁，即可消除。

哪些人該多吃

孕婦出現早孕反應時，酸甜可口的山楂常是她們的最愛。其實，孕婦是不宜多吃山楂的，因為山楂有收縮子宮平滑肌的作用，有可能誘發流產。山楂可促進胃酸的分泌，因此不宜空腹食用。山楂中的酸性物質對牙齒具有一定的腐蝕性，食用後要注意及時漱口、刷牙，正處在牙齒更替期的兒童更應格外注意。

養生
美味上菜

山楂燒豆腐

材料

山楂20公克、豆腐400公克

調味料

植物油1小匙、鹽1/2小匙

作法

1. 將豆腐洗淨，放入沸水鍋中汆燙，撈出，切塊。
2. 山楂洗淨，去核、切小丁。
3. 熱鍋加油燒至六分熱，入豆腐煎炒。
4. 出鍋前加山楂丁、鹽炒勻即可。

功效

消食化積、瘦身消脂。

食用小叮嚀

山楂是秋季最宜食用的水果之一，燉煮菜餚時，放幾顆山楂，不僅能調味，增加營養，還能減輕菜餚的油膩感。但是以山楂烹製食物時不可使用鐵鍋，因為山楂中的酸會溶解鐵鍋中的鐵，生成低鐵化合物，吃後容易引發中毒。

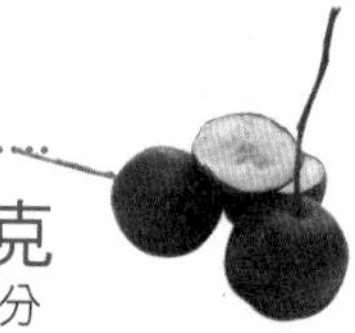

每100公克
山楂的營養成分

熱量		98仟卡
蛋白質		0公克
脂肪		1.5公克
碳水化合物		20.7公克
膳食纖維		2.9公克
膽固醇		0毫克
菸鹼酸		0.4毫克
維生素	A	8微克
	B_1	0.02毫克
	B_2	0.01毫克
	B_6	0毫克
	B_{12}	0微克
	C	19毫克
	E	7.32毫克
礦物質	鈉	0.9毫克
	鉀	299毫克
	鈣	162毫克
	鎂	19毫克
	磷	24毫克
	鐵	0.8毫克
	鋅	0.02毫克

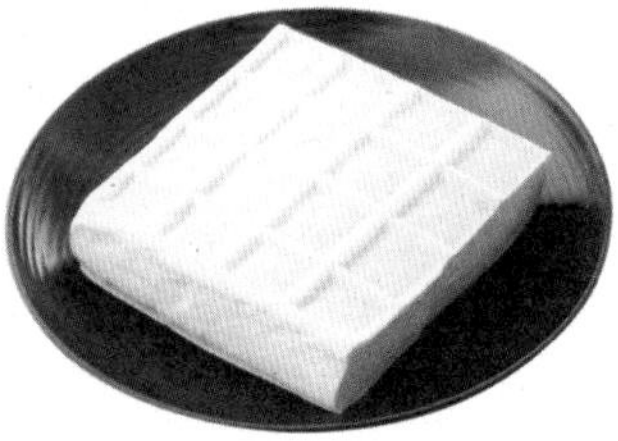

草莓【紅莓】

草莓鮮紅豔麗，芳香多汁，酸甜可口，而且草莓的營養成分容易被人體消化、吸收，多吃也不會受涼或上火，是老少皆宜的健康食品。因為它營養價值高，特別適宜初夏時節食用。

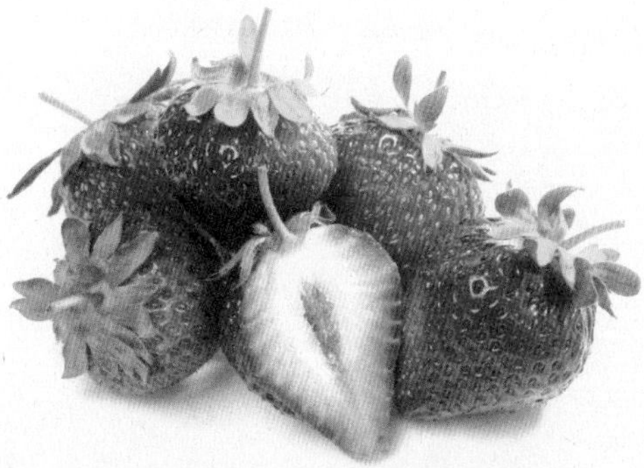

清熱祛火、調和脾胃

草莓有祛火、解暑及清熱的作用，春季人的肝火往往比較旺盛，吃點草莓可以發揮抑制作用。草莓具有生津養胃之效，飯前食用，可刺激胃液的大量分泌，幫助消化，排除多餘的膽固醇和有害重金屬。適用於食欲不振、餐後腹脹、便祕等病症。

明目養肝

草莓中所含的胡蘿蔔素合成維生素A的重要物質，具有明目養肝作用。

醒酒

酒後頭昏不適時，可一次食用鮮草莓一百公克，洗淨後一次服完，有助醒酒。

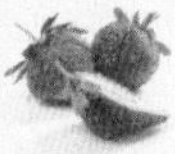

補血

草莓含多種糖類、檸檬酸、蘋果酸、胺基酸，且醣類、有機酸、礦物質比例適當，易被人體吸收而達到補充血容量，維持體液平衡的作用。

增強免疫力、解毒

草莓含有豐富的營養物質和微量元素，食用草莓能促進人體細胞的形成，維持牙齒、骨骼、血管、肌肉的正常功能和促進傷口癒合，促使抗體的形成，增強人體的免疫力，並且還有解毒作用。

涼血解毒

草莓含多種有機酸、維生素及礦物質，外敷瘡癤患處，有涼血解毒，排膿生肌的作用。

防癌抗癌

草莓中所含有的鞣花酸能保護人體組織不受致癌物質的傷害，且一定的抑制惡性腫瘤細胞生長的作用。

哪些人該多吃

受到風寒發熱、咳嗽、喉嚨腫痛、聲音嘶啞者；夏季煩熱口乾或腹瀉如水者，以及鼻咽癌、肺癌、扁桃腺癌、喉癌者尤宜食用；但痰多、腸滑、拉肚子、尿路結石者不宜多食。

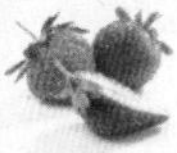

養生 美味上菜

草莓布丁派

材料

草莓700公克、低筋麵粉240公克、全脂牛奶粉30公克、融化奶油55公克、雞蛋1個

調味料

果凍粉2小匙、糖4大匙、鹽1/4小匙、植物油2大匙

作法

1. 草莓去蒂、洗淨，一半切片，一半打成汁；低筋麵粉與奶粉混合均匀，放入篩子過篩，備用。
2. 將奶油、植物油、糖2大匙、鹽調匀。
3. 打入雞蛋攪拌均匀，再加入麵粉混合揉成團，放入塑膠袋靜置鬆弛40分鐘。
4. 取出麵團擀成派皮，放入模型中並以叉子均匀戳洞。
5. 烤箱預熱至180℃，放入派皮，烤約20分鐘至派皮呈淺金黃色即可。
6. 將糖2大匙、果凍粉、水2杯倒入鍋中拌匀，以小火煮至糖融化。
7. 加入草莓汁調匀，待略涼後倒入派皮中，上面加草莓片裝飾即可。

功效 潤肺生津、健脾消暑、解熱止渴、利尿。

每100公克

草莓的營養成分

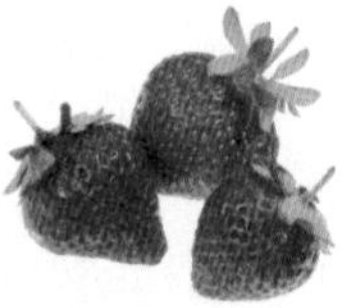

熱量		39仟卡
蛋白質		1.1公克
脂肪		0.2公克
碳水化合物		9.2公克
膳食纖維		1.8公克
膽固醇		0毫克
菸鹼酸		1.5毫克
維生素	A	3.3微克
	B_1	0.01毫克
	B_2	0.06毫克
	B_6	0.03毫克
	B_{12}	0微克
	C	66毫克
	E	0毫克
礦物質	鈉	18毫克
	鉀	180毫克
	鈣	14毫克
	鎂	13毫克
	磷	35毫克
	鐵	0.5毫克
	鋅	0.2毫克

食用小叮嚀

正常生長的草莓外觀呈心形，但有些草莓色鮮個大，顆粒上有畸形凸起，咬開後中間有空心。這種畸形莓往往是在種植過程中濫以激素造成的，長期大量食用這樣的果實，有可能損害人體健康。特別是孕婦和兒童，不能食用畸形莓。

紅蘋果【養生聖品】

紅蘋果口感綿密，青蘋果清脆，黃蘋果香甜。蘋果的顏色不同，健康價值也不一樣嗎？中醫認為，不同顏色蘋果的保健功效各有側重。紅蘋果入心，降低血脂、軟化血管的作用更強，可保護心腦血管健康，提高記憶力，保持泌尿系統的健康，老年人可以多吃一些。建議在早上吃完早餐後吃蘋果，營養吸收最好，此外，中午飯前及下午肚子餓時吃一個蘋果效果也很不錯。

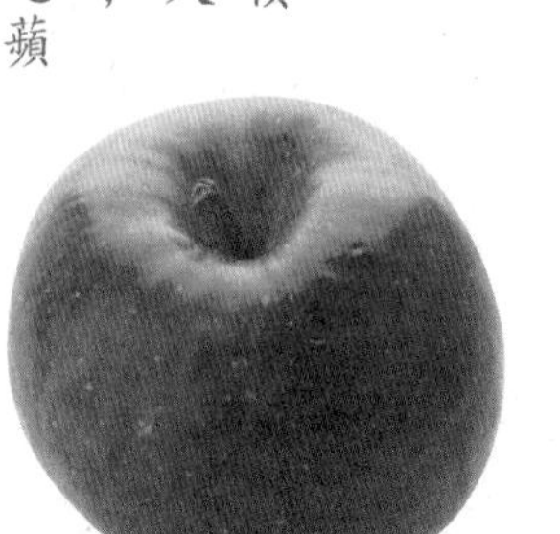

預防心腦血管疾病

紅蘋果中含有百分之十三的碳水化合物，及果膠、維生素A、E，鉀和抗氧化劑等，含量豐富。蘋果所含的多酚及黃酮類物質對預防心腦血管疾病尤為重要。

預防癌症、改善肺功能

紅蘋果中的多酚具有抑制癌症的功效，能夠抑制癌細胞的增殖。

此外，每週食用五個或五個以上的紅蘋果可改善呼吸系統和肺功能。因為蘋果含有大量的槲皮苷和黃酮類抗氧化劑，可保護肺免受污染和菸害。

排毒

紅蘋果能促進胃腸道中的鉛、汞、錳及鈹的排放。不管是在接觸鉛之前還是在接觸鉛之中，食用蘋果均能發揮預防鉛中毒的作用。

預防糖尿病、降低膽固醇

紅蘋果中的可溶性纖維可調節身體血糖水準，預防血糖的驟升驟降。吃紅蘋果亦可以減少血液中膽固醇含量，增加膽汁分泌和膽汁酸功能，避免膽固醇沉澱在膽汁中形成膽結石。

提高記憶力

紅蘋果不僅含有豐富的糖、維生素和礦物質等大腦必需的營養素，而且更重要的是富含鋅元素。鋅是人體內許多重要酶的組成部分，是促進生長發育的關鍵元素。鋅通過酶廣泛參與體內蛋白質、脂肪和糖的代謝。鋅還是構成與記憶力息息相關的核酸與蛋白質必不可少的元素。缺鋅可使大腦皮層邊緣部海馬區發育不良，影響記憶力；減少食物中的鋅，幼童的記憶力和學習能力受到嚴重障礙。此外，鋅還與產生抗體、提高人體免疫力等有密切關係。

哪些人該多吃

一般人均可食用；慢性胃炎、消化不良、氣滯者，便祕、慢性腹瀉、神經性結腸炎，高血壓、高血脂和肥胖患者、癌症患者、貧血和維生素缺乏者尤其適合；準媽媽每天吃個蘋果可以減輕孕期反應；但腎炎和糖尿病患者不宜多吃。

養生
美味上菜

蘋果優酪果汁

材料

紅蘋果200公克、鳳梨100公克、優酪乳300cc

調味料

冰糖1大匙

作法

1. 將鳳梨洗淨，去皮後切塊；蘋果洗淨，去皮後切塊。
2. 將鳳梨與蘋果放入果汁機中，再加入優酪乳一起打成果汁即可。

功效　保健腸胃、治便祕。

食用小叮嚀

紅蘋果與草莓、楊梅、柿子、石榴、檸檬、葡萄、酸柚等，不宜與海味同食。因為這些水果中含有鞣酸，與海味同食不僅降低海味蛋白質的營養價值，還易發生腹痛、噁心、嘔吐等。

紅蘋果的營養很豐富，吃蘋果時要細嚼慢嚥，這樣不僅有利於消化，更重要的是對減少人體疾病大有好處。紅蘋果中的維生素和果膠等有效成分多含在皮和近皮部分，所以應該把紅蘋果洗乾淨食用，儘量不要削去表皮。

每100公克
紅蘋果的營養成分

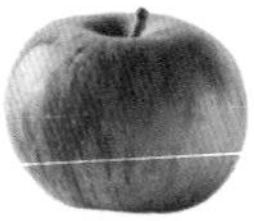

熱量		50仟卡
蛋白質		0.1公克
脂肪		0.1公克
碳水化合物		13.4公克
膳食纖維		1.6公克
膽固醇		0毫克
菸鹼酸		0.18毫克
維生素	A	3.8微克
	B_1	0毫克
	B_2	0毫克
	B_6	0.01毫克
	B_{12}	0微克
	C	2.1毫克
	E	0毫克
礦物質	鈉	4毫克
	鉀	100毫克
	鈣	3毫克
	鎂	4毫克
	磷	11毫克
	鐵	0.1毫克
	鋅	0毫克

櫻桃【活力菜】

櫻桃顏色鮮紅，玲瓏剔透，味美形嬌，不僅營養豐富，酸甜可口，而且醫療保健價值頗高，它既含碳水化合物、蛋白質，也含有鈣、磷、鐵和多種維生素。

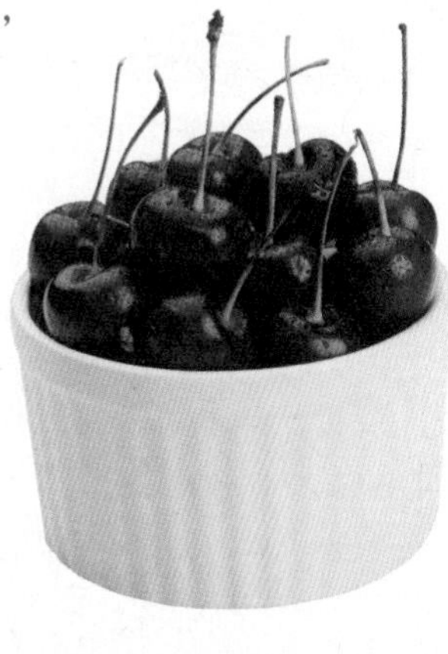

緩解貧血，治療婦女病

櫻桃含鐵量很高，而鐵是合成人體血紅蛋白、肌紅蛋白的材料，在人體免疫、蛋白質合成及能量代謝中，發揮著重要的作用，同時也與大腦及神經功能、衰老過程等有著密切關係。常食櫻桃可補充體內對鐵元素量需求，促進血紅蛋白再生，既可預防缺鐵性貧血，又可增強體質，健腦益智。櫻桃可以緩解貧血，還能治療因貧血所引發的婦科疾病。

排毒、養顏美容

櫻桃果肉能祛除毒素和不潔的體液，因而對腎臟排毒具有相當的輔助功效，同時還有溫和的通便作用。且櫻桃營養豐富，所含蛋白質、糖、磷、胡蘿蔔素、維生素C等均比蘋果、梨高，尤其含鐵量高，常以櫻桃汁塗擦臉部及皺紋處，能使臉部皮膚紅潤嫩白，且去皺消斑。

預防麻疹、治凍止痛

在麻疹流行時，給孩子喝櫻桃汁能預防感染。櫻桃核則具有發汗透疹解毒的作用。櫻桃汁可敷燒傷、燙傷，有止痛、預防起泡化膿的作用。櫻桃還能治療輕、重度凍傷。

消炎止痛

櫻桃中有一種叫做花青素的物質，可以減輕炎症。吃二十粒櫻桃比吃阿司匹林更有效；長期面對電腦工作者會有頭痛、肌肉痠痛等毛病，也可以吃櫻桃來改善狀況。

補中益氣、強健脾胃

櫻桃味甘微酸、性質溫和。入脾、胃二經。對食欲不振、消化不良等症狀均有益處，具有健脾和胃等功效。可用於治療病後體虛氣弱、心悸氣短、倦怠食少、口渴喉嚨乾等。

櫻桃性溫熱，兼具補中益氣的功效，能祛除風寒、除濕；櫻桃樹根還具有很強的驅蟲、殺蟲作用。

哪些人該多吃

櫻桃含鉀量很高，腎病患者不宜食用；潰瘍症狀者、上火者應慎食；糖尿病者忌食；櫻桃性溫熱，熱性病及體虛燥熱、咳嗽者忌食；此外，櫻桃核仁含氰甙，水解後會產生氫氰酸，藥用時應小心中毒。

養生
美味上菜

櫻桃花菜

材料

櫻桃50粒、水發冬菇80公克、豌豆苗50公克、高湯200cc

調味料

A 植物油1小匙、米酒1小匙、醬油1/2小匙、細砂糖1/2小匙、鹽1/2小匙

B 太白粉1小匙、水20cc

C 麻油少許

作法

1. 水發冬菇、櫻桃洗淨，去蒂頭；豌豆苗洗淨，切段。
2. 熱鍋加油燒至五分熱，放入冬菇煸炒，加入米酒拌勻，再加其餘調味料**A**、高湯以大火煮沸後，改為小火煨燒片刻，再把豌豆苗加入鍋中。
3. 以混合調味料**B**勾芡，再放入櫻桃，淋上麻油，起鍋，菇面向上，裝盤即成。

功效 補中益氣、防癌抗癌、降血壓血脂。

每100公克

櫻桃的營養成分

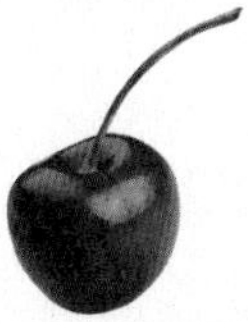

熱量		71仟卡
蛋白質		0.9公克
脂肪		0.4公克
碳水化合物		18公克
膳食纖維		1.5公克
膽固醇		0毫克
菸鹼酸		0.2毫克
維生素	A	1.2微克
	B_1	0.01毫克
	B_2	0.05毫克
	B_6	0.03毫克
	B_{12}	0微克
	C	12毫克
	E	0毫克
礦物質	鈉	4毫克
	鉀	220毫克
	鈣	15毫克
	鎂	11毫克
	磷	20毫克
	鐵	0.3毫克
	鋅	0.1毫克

食用小叮嚀

櫻桃雖好，但不要多吃。因為其中除了含鐵多以外，還含有一定量的氰甙，若食用過多會引起鐵中毒或氰化物中毒。一旦吃多了櫻桃發生不適，可以甘蔗汁清熱解毒。櫻桃不宜保存，最好鮮食，如果當時吃不完，最好保存在攝氏零下一度的冷藏條件下。櫻桃屬漿果類，容易損壞，所以一定要輕拿輕放。

SUMMER

PART 2 長夏

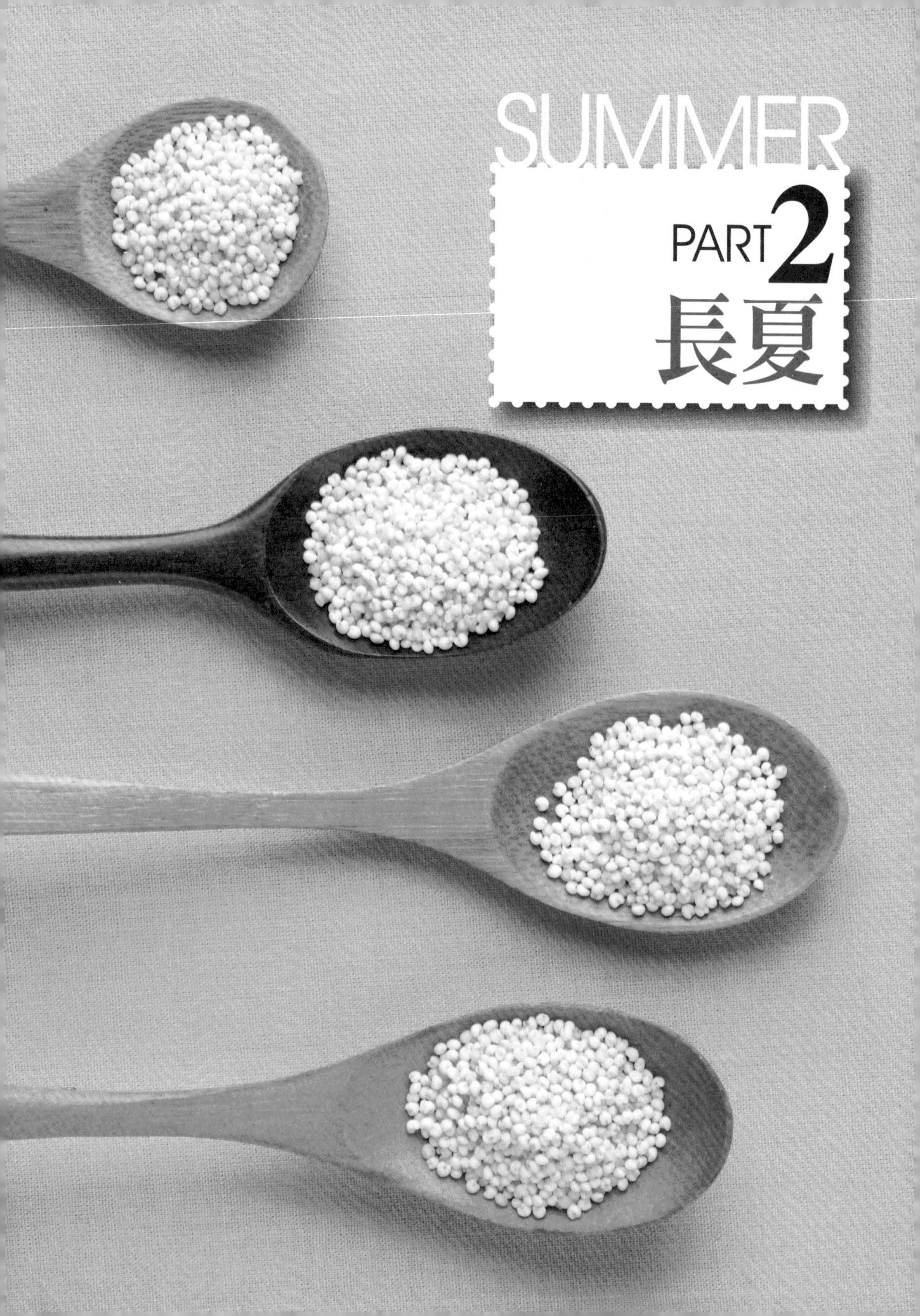

脾臟

黃色食物

長夏，其實是夏末秋初的一個季節。
這個時候天氣濕熱，可以說是一年中最熱的季節。
根據傳統中醫學理論，長夏季節五行屬土，
人體五臟中屬土的為脾，黃色食品對脾會比較有利，
所以長夏可多吃地瓜、玉米等，健脾、利身體濕氣。

Yellow Fruits and Vegetables

長夏養脾，黃色食物最擅長

在五色中，黃色入脾，在長夏季節不妨多吃一點黃色食物來健脾。黃色食物包括一些顏色由橙到黃的食物，大多數的黃色食物在人們的飲食生活中占有很重要的地位。黃色在無形中屬土，對應脾臟及胃，而脾是參與消化的重要器官，同時具有保護身體，防衛外來傷害的作用。

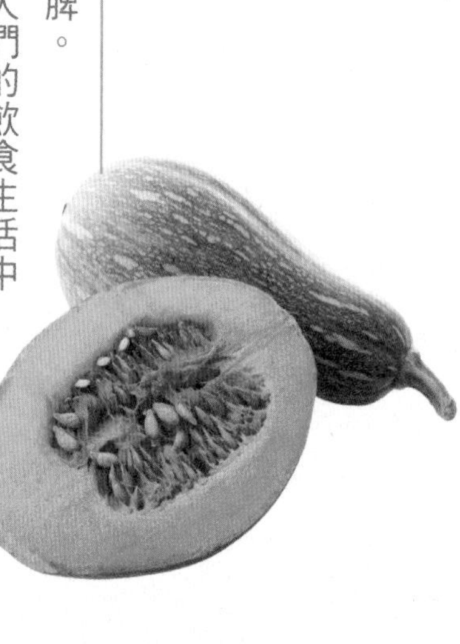

長夏指的是立秋到秋分的時段，也就是夏末秋初的季節。此時天氣由熱漸涼，但是由於盛夏餘熱未消，氣溫仍然很高。加之時有陰雨綿綿，濕氣較重，所以氣候主要以濕熱並重為特點，常有「秋老虎」出現。

在這種濕熱的季節裡，脾最容易受到濕氣的直接攻擊。脾在人體中負責將營養物質運化吸收，並散布到全身，在五行中屬土，喜燥惡濕。而長夏季節陰雨連綿、潮濕，人最易出現脾虛濕困。另外，長夏時期的高溫使體表的血流量增加，人體大量出汗，於是供應給內臟的血量自然就減少。如果體內濕氣太重，脾臟就容易處於超負荷工作的狀態中，因而讓濕氣傷脾。如果脾虛，運化水穀的功能就會受影響，而產生痰多的情況，一旦身體健康受到阻礙後，濕氣就愈發排不出去了。如果脾的運化不好，消化吸收就不好，很容易出現厭食、胸中鬱悶、腹脹等症狀，所以有脾虛症狀者一般骨瘦如柴，此外，脾胃失和還會引發全身方面的疾病，比如常見的頭昏頭重、四肢酸懶、關節屈伸不利、易瀉等症狀，如果濕氣在皮下，還會形成肥胖。

因此夏季養脾最重要的是在飲食方面入手，黃色食物含有高營養成分滋養脾胃。黃色對應人體五臟的脾和六腑的胃，所以黃色食物如地瓜、黃豆等等，都可以保護脾胃健康，維持脾臟功能；這些功能主要是將吃進的食物轉化為營養，再將這些營養物質傳送至全身，並代謝身體的廢棄物，是身體血液、精氣、身體動力的來源，五臟六腑都仰賴脾胃的滋養，也就是說人體的健康與否，都看脾胃功能是否良好，正是印證「脾胃為後天之本」這一句話。

黃色食物不但富含豐富的維生素和礦物質，更重要的是含有黃色食物標誌性的色素—胡蘿蔔素，它是一種強力的抗氧化物質，經常食用可以強化肝臟功能，能夠清除人體內的氧自由基和有毒物質，增強免疫力，減少感染病毒的機率，在預防疾病、防輻射和預防老化方面功效卓著，是維護人體健康不可缺少的營養素。

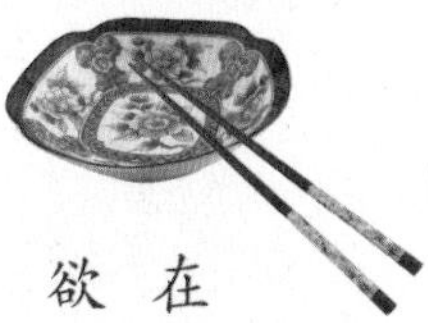

【食色知味】

在五味中，甜味入肝，因此脾虛者不妨在長夏季節吃一些甜味的食物來促進食欲。但是，一些脾氣過旺者則應該少吃甜味食物，以減輕脾的陽氣生髮。

南瓜（金瓜）

南瓜含有澱粉、蛋白質、胡蘿蔔素、維生素B群、維生素C和鈣、磷等營養物質，不僅含有較高的食用價值，而且有不可忽視的食療作用。

排毒解毒

內含有維生素和果膠，果膠有很好的吸附性，能黏結和消除體內細菌毒素和其他有害物質，如重金屬中的鉛、汞和放射性元素，能發揮解毒作用。

保護腸胃、幫助消化

南瓜所含果膠還可以保護胃黏膜，以免受粗糙食品刺激，促進潰瘍癒合，適宜於胃病患者食用。南瓜所含成分能促進膽汁的分泌，加強胃腸的蠕動，幫助食物消化。

預防糖尿病

南瓜含有豐富的鈷元素，鈷能活躍人體的新陳代謝，促進造血功能，還參與人體內維

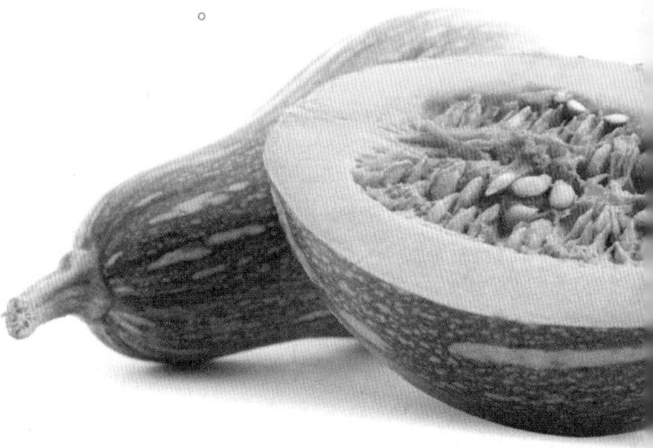

生素B_{12}的合成，是人體胰島細胞所必需的微量元素，對預防糖尿病、降低血糖有特殊的療效。

防癌抗癌、保護肝腎

南瓜能消除致癌物質亞硝胺的突變作用，有防癌功效，還能幫助肝、腎功能的恢復，增強肝及腎細胞的再生能力。

促進生長發育

南瓜中含有豐富的鋅，參與人體內核酸、蛋白質的合成，是腎上腺皮質激素的固有成分，為人體生長發育的重要物質。

哪些人該多吃

南瓜尤其適宜肥胖者、糖尿病患者和中老年人食用；它的性質溫和，對於胃部炙熱、體內氣體積滯者少吃；而且患有腳氣病、黃疸者忌食。

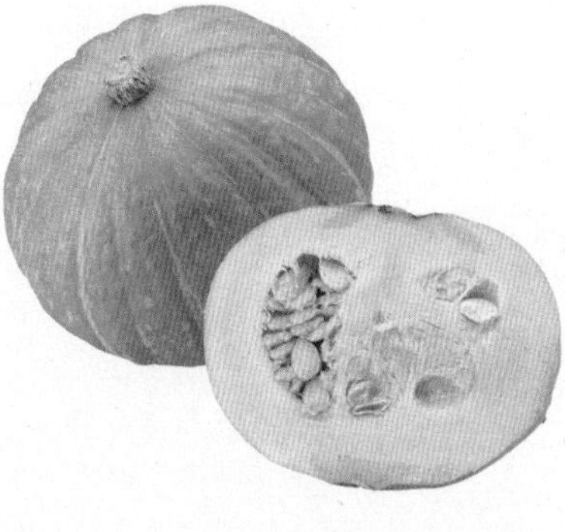

養生
美味上菜

米粉蒸南瓜

材料

南瓜500公克、在來米粉15公克、豆腐乳1塊

調味料

米酒1大匙、植物油1小匙、糖1小匙、胡椒粉少許、鹽1小匙

作法

1. 南瓜去皮，切滾刀塊，裹上在來米粉。
2. 米酒和豆腐乳同放在碗中，碾成糊稠狀。
3. 南瓜、糊豆腐乳、其餘調味料一起放在碗中，放入蒸鍋，以大火蒸熟，翻扣在盤中即可。

功效

解毒防癌、幫助消化、預防糖尿病、促進生長發育。

每100公克 南瓜的營養成分

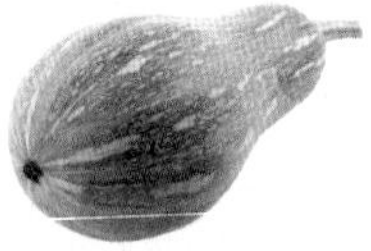

熱量		64仟卡
蛋白質		2.4公克
脂肪		0.2公克
碳水化合物		14.2公克
膳食纖維		1.7公克
膽固醇		0毫克
菸鹼酸		0.8毫克
維生素	A	874.2微克
	B_1	0.12毫克
	B_2	0.03毫克
	B_6	0.04毫克
	B_{12}	0微克
	C	3毫克
	E	0毫克
礦物質	鈉	1毫克
	鉀	320毫克
	鈣	9毫克
	鎂	14毫克
	磷	42毫克
	鐵	0.4毫克
	鋅	0.4毫克

食用小叮嚀

由於南瓜含有維生素C分解酶，與富含維生素C的菠菜、油菜、番茄、辣椒、小白菜、花椰菜同食，會破壞其大量的維生素C，降低營養價值，所以南瓜不宜與這些蔬菜同炒同食，也不宜與富含維生素C的水果同食。且南瓜補中益氣，也不宜與羊肉大熱補形同食，因兩補同進，令人腸胃不適。經常同食，則易導致胸悶腹脹，壅塞不舒，所以不宜。

黃豆〔胡豆〕

黃豆就是黃豆，它在營養上的種種優勝之處，決定了它的藥用價值。這一點中國的祖先早已發現，例如漢代人假託神農之名所寫的《神農本草經》中，已把黃豆列為中品，並指出它的功用可治「癰腫」、「止痛」等。

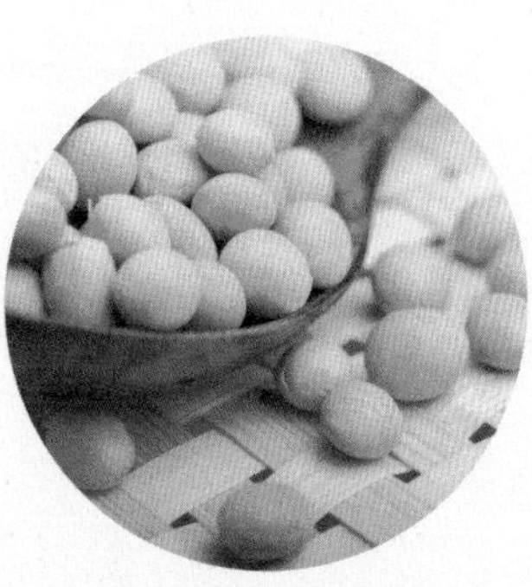

增強免疫力

黃豆含有豐富的蛋白質，含有多種人體必需的胺基酸，可以提高人體免疫力。

預防血管硬化、脂肪肝

黃豆中的卵磷脂可除掉附在血管壁上的膽固醇，預防血管硬化、心血管疾病，保護心臟。此外，還具有預防肝臟內積存過多脂肪的作用，從而有效地預防因肥胖而引起的脂肪肝。

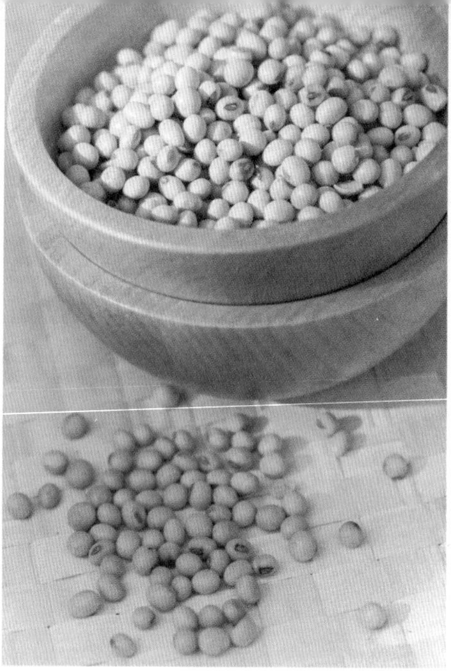

預防便祕

黃豆中含有可溶性纖維，可幫助腸胃蠕動，利腸通便。

降血糖、血脂

黃豆中含有一種抑制胰酶的物質，對糖尿病有治療作用。黃豆所含的皂甙有明顯的降血脂作用，同時也可抑制體重增加。

抗老化

大豆異黃酮是一種結構與雌激素相似，具有雌激素活性的植物性雌激素，能夠減輕女性更年期症候群症狀、延遲女性細胞衰老、使皮膚保持彈性、養顏、減少骨質流失，促進骨生成、降血脂等。

哪些人該多吃

黃豆是更年期婦女、糖尿病和心血管病患者的理想食品；腦力工作者和瘦身者朋友也很適合；黃豆在消化吸收過程中會產生過多的氣體造成脹肚，所以消化功能不良、有慢性消化道疾病者應儘量少食；且患有嚴重肝病、腎病、痛風、消化性潰瘍、低碘者應禁食。

養生美味上菜

什錦黃豆

材料

黃豆250公克、豆乾150公克、豇豆150公克、粉絲100公克

調味料

醬油2小匙、鹽1小匙、香油1小匙、白醋少許

作法

1. 將黃豆洗淨,泡上一夜,再放入電鍋中,外鍋加1杯水煮熟,備用。
2. 豆乾洗淨,切條;粉絲用熱水泡軟,切長段;豇豆洗淨,去頭尾,切段,三者入沸水鍋燙熟撈出,瀝去水分。
3. 混合所有材料,加入調味料調味,裝盤即可。

功效

健脾益氣、潤燥消水腫、清熱解毒。

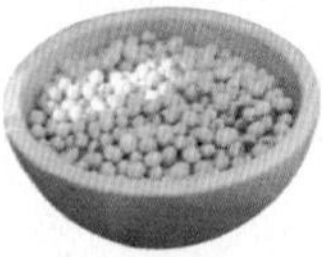

每100公克
黃豆的營養成分

熱量		384仟卡
蛋白質		35.9公克
脂肪		15.1公克
碳水化合物		32.7公克
膳食纖維		15.8公克
膽固醇		0毫克
菸鹼酸		1.02毫克
維生素	A	0微克
	B_1	0.71毫克
	B_2	0.17毫克
	B_6	0.72毫克
	B_{12}	0微克
	C	0毫克
	E	2.34毫克
礦物質	鈉	2毫克
	鉀	1763毫克
	鈣	217毫克
	鎂	219毫克
	磷	494毫克
	鐵	5.7毫克
	鋅	2毫克

食用小叮嚀

黃豆營養豐富，能夠加工成多樣的食品。但若加熱不充分，食用後可引起中毒，如進食則對胃腸道有刺激作用，在體內可抑制蛋白酶的活性，引起頭痛、頭昏、噁心、嘔吐、腹痛等症狀，較重者出現腹瀉。因此煮至豆漿時，要煮至泡沫消失、沸騰持續數分鐘後方可食用。

金針【忘憂花】

金針是人們喜吃的一種傳統蔬菜。因其花瓣肥厚，色澤金黃，香味濃郁，食之清香、鮮嫩，爽滑同木耳、草菇，因而營養價值高，被視作「席上珍品」。金針性味甘涼，有止血消炎、清熱利濕、消食明目、安神等功效，對吐血、大便帶血、小便不通、失眠、乳汁不下等有療效，可作為病後或產後的調補品。

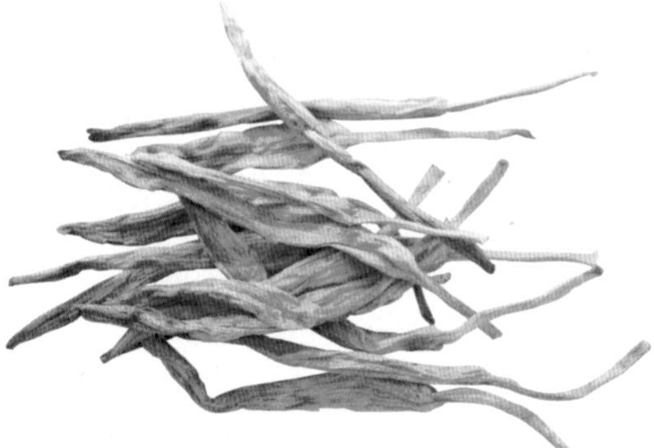

健腦、抗老化

金針對預防老年人智力衰退，是一種良藥。這是由於金針含有豐富的卵磷酯，這種物質是身體許多細胞，特別是大腦細胞的組成成分，對增強大腦機能有重要作用，同時還可清除動脈內的沉積物，對注意力不集中、記憶力減退、腦動脈阻塞等症狀有特殊的療效，故金針又被譽為「健腦菜」。

降血壓

金針能顯著降低血清膽固醇的含量，有利於高血壓患者的康復，故可作為高血壓患者的保健食品。

美容養顏

金針中胡蘿蔔素的含量最為豐富，常吃金針能滋潤皮膚，增強皮膚的韌性和彈力，可使皮膚細嫩飽滿、潤滑柔軟，皺褶減少、色斑消退。

增強免疫力

金針有抗菌，提高免疫功能，且具有中輕度的消炎解毒功效，並在預防傳染方面有一定的作用。在十五種對腫瘤有顯著抑制效應的蔬菜順序，金針排第十一位。

哪些人該多吃

孕婦、中老年人、過度勞累者尤其適合食用；但患有皮膚瘙癢症者忌食。且金針含粗纖維較多，腸胃病患者慎食。

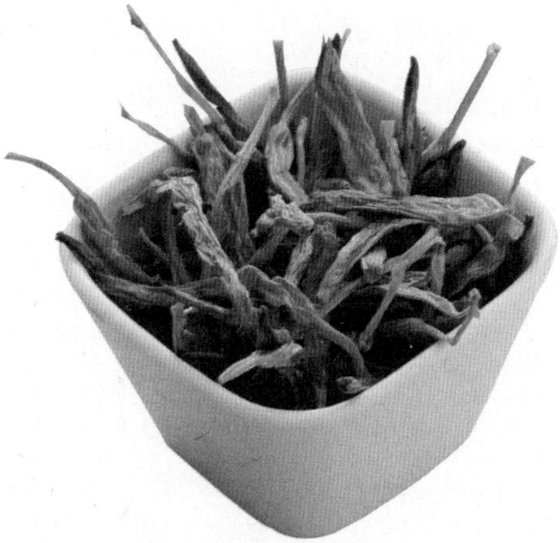

養生
美味上菜

四喜麥麩

材料

烤麩100公克、花生10公克、新鮮木耳5公克、竹筍10公克、金針10公克

調味料

A 炸油3杯、植物油1小匙、香油少許

B 米酒1小匙、醬油1大匙、糖1小匙

作法

1. 先將烤麩切成3公分大小的塊，入沸水鍋煮10分鐘，取出洗淨瀝乾。
2. 炸油鍋燒至七分熱，放入烤麩炸至淡黃色，發硬時盛起。
3. 花生以水煮10分鐘，撈起去紅衣；木耳、金針洗淨去蒂，切段。竹筍洗淨去殼，切段。
4. 熱鍋加油，入木耳、筍段、金針翻炒均勻，放入烤麩、花生，加入調味料**B**及1杯水，先以大火燒開，後以小火收汁至稠後，再以中火收汁，淋上香油即可。

功效 補虛養神、健脾養胃。

每100公克
金針的營養成分

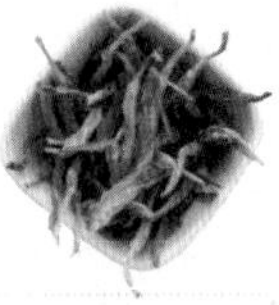

熱量		32仟卡
蛋白質		1.8公克
脂肪		0.4公克
碳水化合物		6.2公克
膳食纖維		2.5公克
膽固醇		0毫克
菸鹼酸		0.3毫克
維生素	A	495微克
	B_1	0.03微克
	B_2	0.05毫克
	B_6	0.01毫克
	B_{12}	0微克
	C	28毫克
	E	0毫克
礦物質	鈉	3毫克
	鉀	200毫克
	鈣	19毫克
	鎂	16毫克
	磷	38毫克
	鐵	0.3毫克
	鋅	0.4毫克

食用小叮嚀

金針是近於濕熱的食物，易損傷胃腸不和者，少吃為好；此外，平素痰多，尤其是哮喘病者，不宜食用。金針的食用方法為食用前以清水浸透，摘掉有梗的一頭洗淨，然後才可烹飪。

柚子〔文旦〕

柚子營養價值很高，含有豐富的蛋白質、有機酸、維生素及鈣、磷、鎂、鈉等人體必需的元素，柚子中的維生素C含量大大超過其他水果，每一百公克柚肉中含維生素C為五十二毫克，是梨的十倍，這是其他水果所難以比擬的，因此它也具有獨特的保健功效。

抗菌、抗病毒

柚子中的柚皮甙元和橙皮素在試管內能抑制金黃色葡萄球菌、大腸桿菌、痢疾桿菌和傷寒桿菌的生長；柚皮甙對酵母和真菌等有抑制作用，對病毒感染有預防保護作用。且柚皮甙、橙皮甙與其他黃酮類相似，具有抗炎功效。

降低血糖

在新鮮的柚子果汁中，含有胰島素成分，能降低血糖，為糖尿病、肥胖症患者的食療佳品。

增強抵抗力

柚子中所含柚皮甙元有明顯的解除痙攣作用。而柚皮就和橙皮甙對因缺乏維生素C而致的眼睛球結膜血管內血細胞凝聚，及毛細血管抵抗力降低有改善作用，因而能增強抵抗力。

保護呼吸道

柚子的外層果皮，即常為中藥使用。其中所含檸檬烯和派烯，吸入後，可使呼吸道分泌物變多變稀，有利於痰液排出，具有良好的祛痰鎮咳作用，是治療老年慢性咳喘及虛寒性痰喘的佳品。

哪些人該多吃

患胃病、消化不良者，慢性支氣管炎、咳嗽、痰多氣喘者，心腦腎病患者尤其適合；但脾虛便稀者慎食。

柚子蜜

養生 美味上菜

材料

柚子2個、蜂蜜300公克

調味料

冰糖7大匙

作法

1. 柚子洗淨，放入熱水中泡約5分鐘，取出再清洗一次。
2. 剝去外皮，撕去纖維，以小刀片去皮裡面的白瓤，除去柚子瓣的筋膜，取出柚子肉。
3. 將柚子皮切成極細的絲。
4. 煮一鍋500cc沸水，加入冰糖煮融，再加入柚子肉和柚皮絲，以中火煮沸，改小火煮約半小時，至茶汁看起來發亮（煮時不加蓋），熄火。
5. 起鍋盛碗裡晾涼，食用時加入蜂蜜拌勻即可。

功效 化痰止咳，理氣止痛、治咳喘、氣鬱胸悶、腹冷痛、食滯、疝氣。

每100公克
柚子的營養成分

熱量		37仟卡
蛋白質		0.6公克
脂肪		0.2公克
碳水化合物		9.2公克
膳食纖維		1.2公克
膽固醇		0毫克
菸鹼酸		0.3毫克
維生素	A	0微克
	B_1	0毫克
	B_2	0.03毫克
	B_6	0毫克
	B_{12}	0微克
	C	52毫克
	E	0毫克
礦物質	鈉	14毫克
	鉀	140毫克
	鈣	11毫克
	鎂	7毫克
	磷	18毫克
	鐵	0.1毫克
	鋅	0.1毫克

食用小叮嚀

選購柚子一般是聞、叩。聞，即聞香氣，熟透了的袖子，芳香濃郁；叩，即按壓叩打果實外皮，外皮是否有下陷，下陷沒彈性的品質較差。挑選柚子最好選擇上尖下寬的標準型，表皮須薄而光潤，並且色澤呈淡綠或淡黃。剛買回來的柚子，最好在室內放置兩週左右，這樣果實水分逐漸蒸發，甜度提高，吃起來味更美。在食用柚子時，需要注意的是柚子不能與某些藥品同吃，高脂血症病人尤為引起注意，稍有不注意，病人極易發生中毒，出現肌肉痛，甚至腎臟疾病。

馬鈴薯（土豆）

馬鈴薯具有很高的營養價值和藥用價值，既可作蔬菜，又可作糧食，而且是製造澱粉的材料。從營養角度來看，它比大米、麵粉有更多的優點，能供給人體大量的熱能，可稱為十全十美的食物。

養胃健脾

中醫認為馬鈴薯能和胃調中、健脾益氣，對治療胃潰瘍、習慣性便祕等疾病有裨益，兼有解毒、消炎的作用。馬鈴薯含有大量澱粉及蛋白質等，能促進脾胃的消化功能。

寬腸通便

馬鈴薯含有大量膳食纖維，能寬腸通便，幫助身體代謝毒素，預防便祕，及腸道疾病的發生。

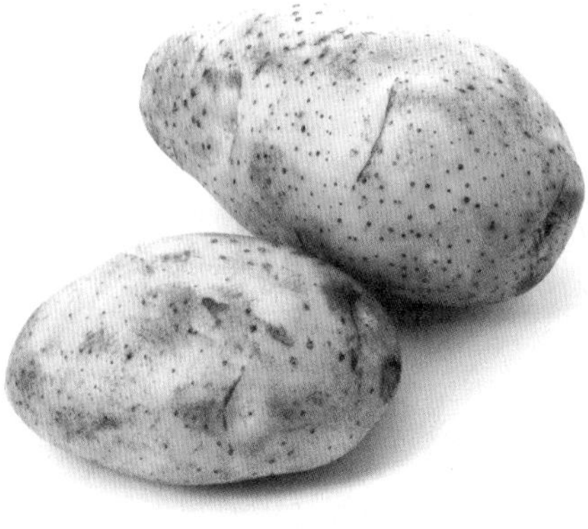

降血糖、血脂

馬鈴薯能供給人體大量有特殊保護作用的黏液蛋白，能保持消化道、呼吸道及關節腔、漿膜腔的潤滑，預防心血管系統的脂肪沉積，保持血管的彈性，有利於預防動脈粥樣硬化的發生。

預防高血壓、消水腫

馬鈴薯富含維生素及鉀等微量元素，且易於人體消化吸收，營養豐富，在歐美國家中，特別是北美，馬鈴薯早就成為第二主食。馬鈴薯所含的鉀能取代體內的鈉，同時能將鈉排出體外，有利於高血壓和腎炎水腫患者的康復。

健美瘦身

吃馬鈴薯不必擔心脂肪過剩，因為它只含有百分之〇・三的脂肪，是其他所有充饑食物望塵莫及的。每天多吃馬鈴薯可以減少脂肪的攝入，使多餘的脂肪漸漸代謝掉。吃馬鈴薯也不必擔心營養單一的問題，有損健康。馬鈴薯中含優質蛋白首屈一指，無論是營養價值還是保健功能，都不在黃豆之下，即便是人體需要的其他營養素如碳水化合物、各種維生素、礦物質等也比米麵更全面。

預防中風

馬鈴薯的纖維、蔗糖有助於預防消化道癌症和控制血液中膽固醇的含量；其中的黏體蛋白質能預防心血管疾病，減少中風的危險，且無任何副作用。有學者指出，每日吃一個馬鈴薯，即可使中風的機會下降〇・四倍。

抗老化

馬鈴薯中的維生素B群和優質纖維素在人體抗衰老過程中有重要作用。此外，馬鈴薯又是一種鹼性蔬菜，有利於體內酸鹼平衡，中和體內代謝後產生的酸性物質，有一定的抗衰老作用。

哪些人該多吃

一般人均可食用；孕婦慎食用免增加妊娠風險；想瘦身者尤其應該吃。

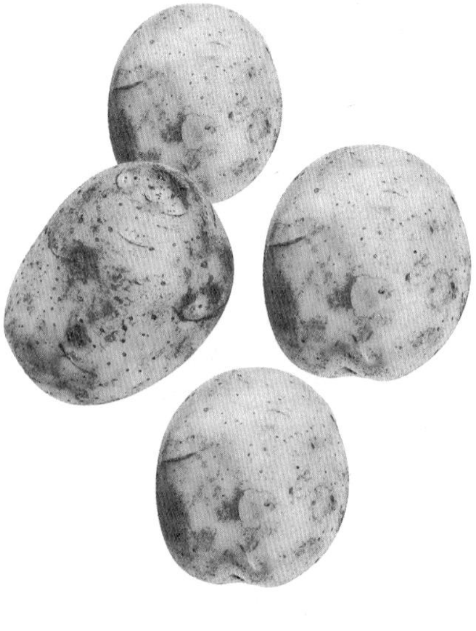

養生 美味上菜

馬鈴薯燉茄子

材料

番茄1個、馬鈴薯1個、豇豆200公克、茄子1條

調味料

炸油5杯、鹽2小匙

作法

1. 番茄洗淨，去蒂後切塊；茄子洗淨，去蒂後切段；豇豆洗淨，去頭尾，以手掐成二段。
2. 馬鈴薯洗淨，去皮，切條狀。
3. 炸油鍋燒至四分熱，倒入馬鈴薯、豇豆，以大火滑油，撈出、瀝乾油分。
4. 續燒油至六分熱，放入茄子滑油，取出瀝乾油分，留油2大匙。
5. 倒入番茄，以中火煸炒，再加清水180cc燒煮，再加入馬鈴薯、茄子翻炒均勻，放入豇豆、鹽拌勻即可。

功效 健脾利濕、解毒消炎、寬腸通便、降血糖血脂、活血消腫、益氣強身、美容抗老化。

每100公克 馬鈴薯的營養成分

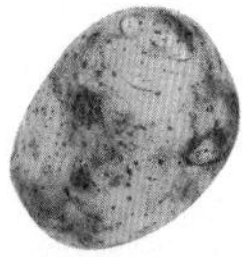

熱量		81仟卡
蛋白質		2.7公克
脂肪		0.3公克
碳水化合物		16.5公克
膳食纖維		1.5公克
膽固醇		0毫克
菸鹼酸		1.3毫克
維生素	A	0微克
	B_1	0.07毫克
	B_2	0.03毫克
	B_6	0.06毫克
	B_{12}	0微克
	C	25毫克
	E	0毫克
礦物質	鈉	5毫克
	鉀	300毫克
	鈣	3毫克
	鎂	25毫克
	磷	48毫克
	鐵	0.5毫克
	鋅	0.7毫克

食用小叮嚀

買馬鈴薯時不要買皮的顏色發青和發芽的馬鈴薯，以免茄靈素中毒；而且吃馬鈴薯要去皮吃，有芽眼的地方一定要挖去，以免中毒；切好的馬鈴薯絲或片不能長時間的浸泡，泡太久會造成水溶性維生素等營養流失。除此之外，以動物脂肪油炸馬鈴薯是最糟糕的吃法，最健康的吃法是整個馬鈴薯連皮烤或煮，因為馬鈴薯皮下層所含維生素高達百分之八十。水煮的時候，最好以熱水煮馬鈴薯，以防可溶性維生素散失。

小米〔粟米〕

小米為五穀之首，也是五穀中營養最好的。

小米性溫，最重要的作用是補益脾胃。

脾胃為後天之本，「人食五穀而化精」，靠的就是脾胃。脾胃好了，其他的內臟才有營養來源。因此，養臟先養脾，養脾可常食小米。

小米營養豐富，含有多種維生素、蛋白質、脂肪、醣類，及鈣、磷、鐵等人體所必需的營養物質，同時還具有一定的藥用價值。

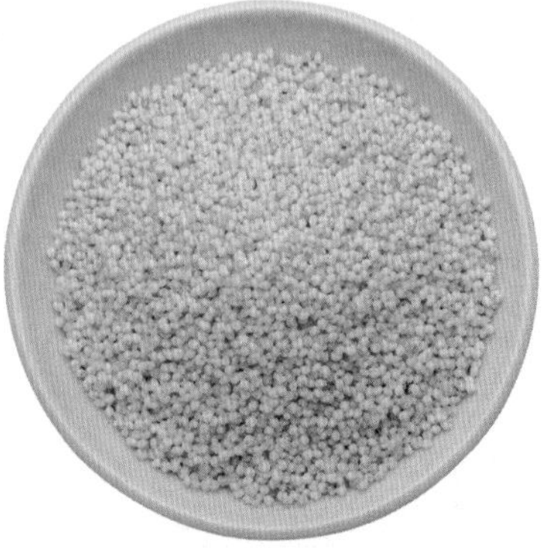

健胃消食

中醫認為，小米具有健脾、和胃功效，能治脾胃不和。小米粥不但味香、且營養好，還易於消化吸收，促進食欲，滋養腎氣，補虛清熱，並有補氣健脾、消積止瀉的作用，可治脾虛久瀉、消化不良和積食腹痛等症。小米可以滋補養陰，是鹼性穀類，但胃酸過多者可常吃，內熱、腎病及脾胃虛者更宜食用。而腸胃、胰臟和脾臟有不適者，則宜多吃甜小米。

降血脂、血壓

將白米粥煮沸後，加入以冷水調和的小米粉糊同煮為粥，早晚餐溫熱服用，能降低血脂，對動脈硬化、冠心病、心肌梗塞及血液循環障礙有一定的輔助治療作用，高血脂症病人常服用也有效。

養陰養血

小米因含有豐富的胺基酸，有滋陰養血的功能，能幫助婦女預防流產，還可治產後虛弱。大陸北方婦女在坐月子時，常以小米加紅糖來調養身體。

抗菌消炎

小米含硒較高，而硒能調節人體免疫功能，預防女性陰道炎症，還能減少口中的細菌滋生，消除口臭，對皮膚病和多種炎症也有一定的預防和抑制作用。

助眠

小米粥對改善情緒和提高睡眠品質有重要作用。失眠患者以適量小米粥，加入少許糖來食療，效果更好。

哪些人該多吃

小兒很容易拉肚子，以新鮮的小米煮粥，取上層米油餵食小兒，很快就能痊癒。老人也普遍腸胃虛弱，經常食用小米粥，可補中益氣、益壽延年。孕婦產後最補益的食物是小米粥而不是雞湯。

小米香豆蛋餅

養生
美味上菜

材料

小米100公克、黃豆100公克、四季豆100公克、低筋麵粉100公克、泡打粉1小匙、雞蛋2個

調味料

鹽1小匙、植物油2大匙

作法

1. 小米和黃豆洗淨，泡上一夜，然後將黃豆外皮搓掉，切成小碎粒；雞蛋打散。
2. 四季豆摘去頭尾，放入沸水汆燙，撈出瀝水，再切成小薄圈。
3. 麵粉、泡打粉、四季豆碎、黃豆碎和蛋汁放入調理盆，撒上鹽，注入溫水攪拌，最後將泡好的小米加入，混合成稀糊狀，靜置10分鐘。
4. 熱鍋加油，將麵糊倒入轉小火，蓋上蓋子，煎上10分鐘左右，翻面，以同樣的作法再煎另一面，待蛋餅呈金黃色即可取出，切成小塊，裝盤食用。

功效 健脾和胃、補虛益腎，除熱解毒。

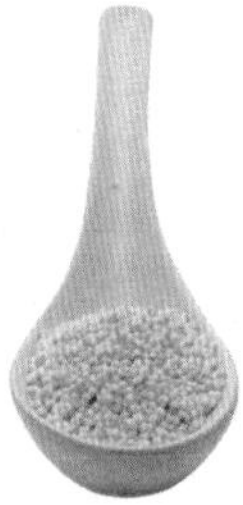

每100公克
小米的營養成分

熱量		372仟卡
蛋白質		11.5公克
脂肪		4.6公克
碳水化合物		70.1公克
膳食纖維		2.6公克
膽固醇		0毫克
菸鹼酸		5.1毫克
維生素	A	0微克
	B_1	0.52毫克
	B_2	0.15毫克
	B_6	0.34毫克
	B_{12}	0微克
	C	0.3毫克
	E	0.21毫克
礦物質	鈉	2毫克
	鉀	199毫克
	鈣	6毫克
	鎂	125毫克
	磷	127毫克
	鐵	2.7毫克
	鋅	2.4毫克

食用小叮嚀

將小米、紫米、玉米渣、紅豆、綠豆、花生豆、紅棗一起煮至黏稠狀，這種粥營養較全面，富含豐富的碳水化合物、蛋白質、脂肪、微量元素和維生素，尤適宜食欲欠佳、腸胃不好及貧血者食用。小米宜與黃豆或肉類食物混合食用，這是由於小米的胺基酸中缺乏離胺酸，而黃豆的胺基酸中富含離胺酸，可以補充小米的不足。

玉米〔包穀棒子〕

玉米是世界上高產穀物之一，其營養價值頗高，蛋白質、脂肪、碳水化合物的含量，並不亞於標準麵粉。而玉米油中的亞油酸、硬酯酸及維生素E的含量，卻高於花生油和豆油。玉米不但食用作法多樣，同時藥用價值也非常多樣。

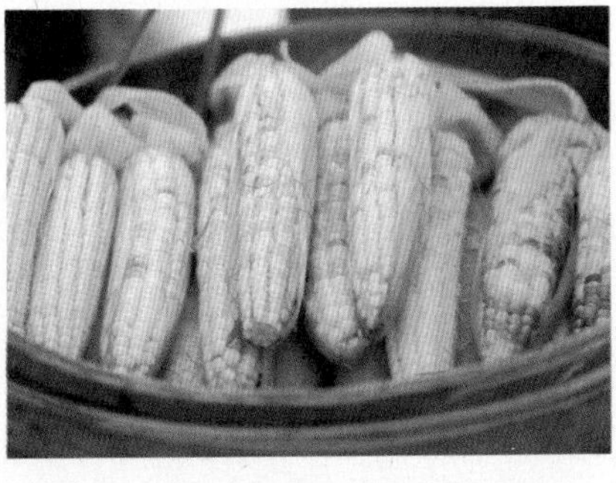

預防高血壓、冠心病

玉米含有七種「抗衰劑」。在當今被證實的最有效的五十多種營養保健物質中，玉米含有谷胱甘肽、纖維素、鎂、硒、維生素E和脂肪酸等物質，可以降低血壓，預防高血壓的發生。

玉米脂肪中含有百分之五十以上的亞油酸、卵磷脂和維生素E等營養素，這些物質均具有降低膽固醇，預防冠心病、細胞衰老及腦功能退化等作用，並能抗血管硬化。磨得很粗的玉米麵中含有大量白胺酸和麩胱甘肽，能抑制抗癌藥物對人體產生的副作用，還能抑制腫瘤生長。

抗老化

玉米中含有的維生素E則有促進細胞分裂、抗衰老、降低血清膽固醇、預防皮膚病變的功能，還能減輕動脈硬化和腦功能衰退。另外，玉米含有的黃體素、玉米黃質可以對抗眼睛老化，多吃玉米還能刺激大腦細胞，增強人的腦力和記憶力。

排毒防癌

玉米中所含的胡蘿蔔素，被人體吸收後能轉化為維生素A，它具有防癌作用。纖維素能幫助體內代謝有毒物質，加速致癌物質和其他毒物的排出。

保護腸道健康

玉米中所含的豐富的植物纖維素具有刺激胃腸蠕動、加速糞便排泄的特性，可預防便祕、腸炎、腸癌等。能束縛及阻礙過量的葡萄糖的吸收，發揮抑制飯後血糖升高的作用；纖維素還可以抑制脂肪吸收，降低血脂水準，預防和改善冠心病、肥胖、膽結石症的發生。

哪些人該多吃

尤適宜脾胃氣虛、氣血不足、營養不良、動脈硬化、高血壓、高血脂症、冠心病、心血管疾病、肥胖症、脂肪肝、癌症患者、記憶力減退、習慣性便祕、慢性腎炎水腫及中老年人食用。

養生 美味上菜

黃金玉米餅

材料

玉米粒240公克、低筋麵粉100公克、雞蛋1個

調味料

玉米粉200公克、酵母粉1小匙、糖1大匙

作法

1. 將玉米粉、麵粉和糖，用篩子過篩，放入調理盆內攪勻；雞蛋打散。
2. 酵母粉加適量溫水調融後，倒入麵粉盆內。
3. 放入雞蛋、玉米粒，以筷子攪拌至麵粉成黏稠糊狀，放置在室溫中1小時，發酵鬆弛。
4. 熱平底不沾鍋，將湯勺以清水涮一下鍋面，舀一湯匙玉米麵粉於鍋內，鋪成一個圓餅狀。
5. 待周圍麵糊略微掀起，鏟起，加入2小匙冷水，放入翻面玉米餅，蓋上鍋蓋，烤3分鐘，等鍋裡水烘乾，玉米餅底變脆即可。

功效

益肺寧心、健脾開胃、利水通腸、防癌、降膽固醇、健腦。

每100公克 玉米的營養成分

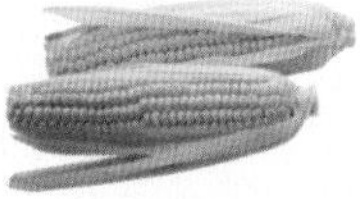

熱量		111仟卡
蛋白質		3.8公克
脂肪		1.9公克
碳水化合物		19.4公克
膳食纖維		4.6公克
膽固醇		0毫克
菸鹼酸		1.4毫克
維生素	A	2.4微克
	B_1	0.07毫克
	B_2	0.09毫克
	B_6	0.1毫克
	B_{12}	0微克
	C	6毫克
	E	0毫克
礦物質	鈉	6毫克
	鉀	240毫克
	鈣	2毫克
	鎂	31毫克
	磷	77毫克
	鐵	0.6毫克
	鋅	0.9毫克

食用小叮嚀

玉米熟吃比生吃好。儘管烹調使玉米損失了部分維生素C，卻獲得了更有營養價值的抗氧化劑。不論油炸還是水煮，玉米都會釋放出更多的營養物質。烹飪過的玉米還會釋放一種酚類化合物賴氨酸，對癌症等疾病具有一定療效。高溫烹調後，玉米抗氧自由基的活性升高了，而氧自由基會引起身體氧化損傷，增加患病的風險。

香蕉〔大蕉〕

香蕉幾乎含有所有的維生素和礦物質，從香蕉可以很容易地攝取各式各樣的營養素，其含有相當多的鉀和鎂。此外，香蕉價廉、易食、攜帶又方便，是維持健康的營養素，真可說是「神奇的水果」。

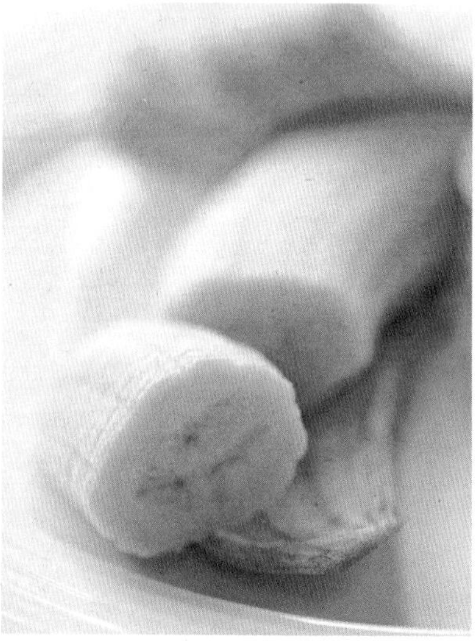

降膽固醇、預防胃潰瘍

膽固醇過高會引起冠心病，香蕉的果柄具有降低膽固醇的作用。血清膽固醇過高者，可以香蕉果柄五十公克，洗淨切片，以開水沖飲，連飲十至二十天，即可降低膽固醇。

胃腸道潰瘍的的患者常服用鎮痛抗炎藥物保泰松，往往會導致胃出血。而香蕉中含有一種能預防胃潰瘍的化學物質，它能刺激胃黏膜細胞的生長和繁殖，產生更多的黏膜來保護胃。

預防高血壓、憂鬱症

高血壓和心腦血管疾病者體內往往「鈉」多而「鉀」少，而香蕉中含有豐富的鉀離子。鉀離子有抑制鈉離子收縮血管和損壞心血管的作用。吃香蕉可維持體內的鈉鉀平衡和酸鹼平衡，使神經肌肉保持正常、心肌收縮協調，所以每日吃根香蕉，對高血壓及心腦血管疾病的患者有益。

香蕉含有一種物質能夠幫助人腦產生6-羥色胺，使人心情變得愉快，活潑開朗。憂鬱症患者平時可以多吃香蕉來減少情緒低落，使悲觀失望，厭世煩躁的情緒逐漸消散。

治皮膚瘙癢

香蕉皮中含有蕉皮素，它可以抑制細菌和真菌滋生。實驗證明，由香蕉皮治療因真菌或是細菌所引起的皮膚瘙癢，效果很好。患者可以精選新鮮的香蕉皮在皮膚瘙癢處反覆摩擦，或搗成泥末，或煎水洗，連以數日即可奏效。

瘦身

因為香蕉中澱粉含量很高，所以很容易飽腹，加上澱粉在體內要轉變成醣類需要一些時間，因此不會產生過多的能量堆積。從這個角度來講，香蕉可以作為瘦身首選的優良食品。

哪些人該多吃

尤其適合口乾煩躁、咽乾喉痛者，大乾便燥結、痔瘡、大便帶血者，上消化道潰瘍者，飲酒過量而宿醉未解者，高血壓、冠心病、動脈硬化者皆宜；但脾胃虛寒、便稀腹瀉者不宜多食、生食，急慢性腎炎及腎功能不全者忌食。

養生
美味上菜

拔絲香蕉

材料
香蕉600公克、低筋麵粉12公克、蛋白60公克

調味料
玉米粉60公克、炸油6杯、糖1大匙

作法
1 將香蕉剝去皮，切成滾刀塊，放在麵粉上滾蘸一層。

2 蛋白中加入玉米粉，攪和成糊。

3 熱油燒至七分熱，把麵粉香蕉再裹上一層蛋清糊，一塊塊地放入油中浸炸，炸到呈淺黃色後，撈出瀝油，留油2大匙。

4 放入糖炒至金黃色，大泡變小泡，最後顏色加深，可以拔絲時，倒入香蕉，快速顛翻均勻，盛入抹油的盤中即可。

功效
清熱止渴、潤肺滑腸、治便祕、痔瘡出血。

食用小叮嚀
香蕉屬於熱帶水果，適宜儲存溫度是攝氏十一至十八度，一般情況下保存時間最長的是十三天，不能放冰箱裡保存。另外，香蕉也不能空腹吃，因為香蕉中有較多的鎂元素，鎂是影響心臟功能的敏感元素，對心血管會產生抑制作用。

每100公克
香蕉的營養成分

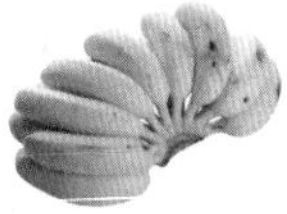

熱量		91仟卡
蛋白質		1.3公克
脂肪		0.2公克
碳水化合物		23.7公克
膳食纖維		1.6公克
膽固醇		0毫克
菸鹼酸		0.4毫克
維生素	A	2.3微克
	B_1	0.03毫克
	B_2	0.02毫克
	B_6	0.29毫克
	B_{12}	0微克
	C	10毫克
	E	0毫克
礦物質	鈉	4毫克
	鉀	290毫克
	鈣	5毫克
	鎂	23毫克
	磷	22毫克
	鐵	0.3毫克
	鋅	0.5毫克

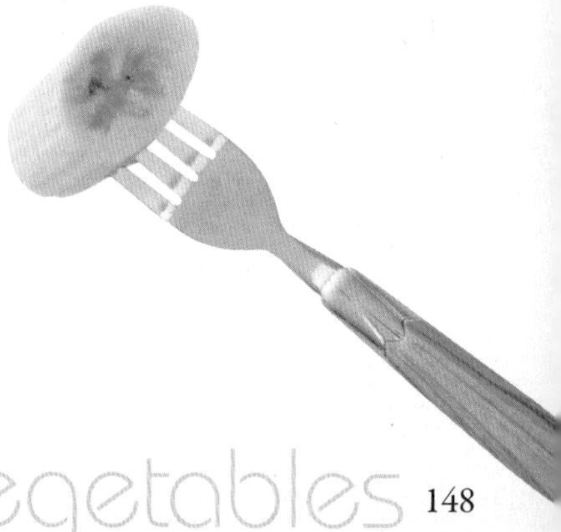

鳳梨〔波羅〕

鳳梨含有蛋白質、脂肪、醣類，維生素B_1、B_2、C、胡蘿蔔素、菸鹼酸，鈣、磷、鐵、鉀、鈉、鋅等礦物質，粗纖維，另含多種有機酸、鳳梨酵素。

鳳梨可以作肉質嫩化劑、啤酒防凍劑，並可用於生產水解蛋白。

鳳梨的莖和果實中都含有鳳梨蛋白，還有多種保健功能。

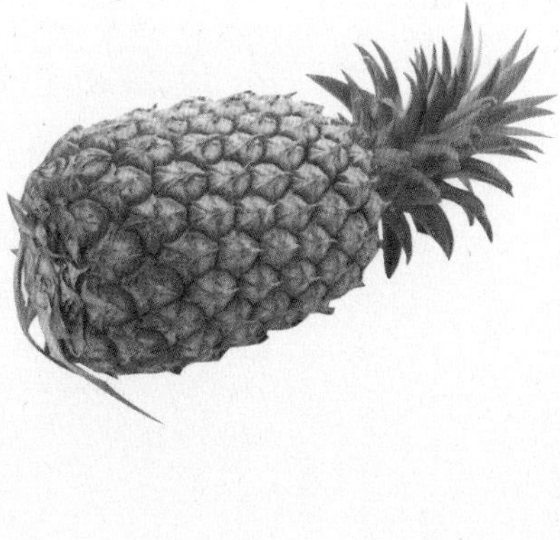

促進消化、有利心腦血管疾病

鳳梨中的蛋白可分解蛋白質、脂肪等，可促進消化。餐後吃些鳳梨，能開胃順氣，解油膩，幫助消化。墨西哥人將鳳梨製成藥酒，用於開胃化食。

鳳梨中含有生物和蛋白，不僅能使血凝塊消退，還可即早制止血凝塊形成，降低血液黏度，具有抗血栓作用，對心腦血管疾病有一定的輔治效果。

消炎利尿、清熱解渴

鳳梨中所含的糖、鹽，有利尿消腫的功效。鳳梨蛋白還具有消炎作用，並可加速組織的修復和痊癒。鳳梨中含有〇・八七倍的水分、維生素C、碳水化合物，還含有無機鹽和各種有機酸，能有效補充人體的水分及營養物質，清熱解渴。

增強免疫力、抗疲勞

維生素B_1是體內物質代謝與能量代謝的關鍵物質；而維生素B_2為很多呼吸系統的組成部分，所以與能量代謝有著密切關係。這些都和消除疲勞有關。

清理腸胃、美容減壓

如果你常常因為食用肉的含量多少而煩惱，那麼鳳梨可以幫助解決消化吸收的顧慮。鳳梨蛋白酶能有效分解食物中蛋白質，增加腸胃蠕動。

豐富的維生素B_1能有效地滋養肌膚，預防皮膚乾裂，提高頭髮的光澤，同時也可以消除身體的緊張感和增強肌體的免疫力；果肉可以作為面膜，是最香甜的護理用品；常常飲以其新鮮的果汁能降低老人斑的產生率。

消除感冒

發燒、咳嗽、嗓子疼都是感冒最明顯的症狀，除了趟在床上安靜地休息，不妨飲用一杯新鮮的鳳梨汁，它有降溫的作用，並能有效地降低支氣管炎。自古以來，人類就常常憑藉鳳梨中含有的鳳梨蛋白酶來疏緩嗓子疼和咳嗽的症狀。

哪些人該多吃

特別適宜身熱煩躁者、腎炎、高血壓、支氣管炎、消化不良者；患有潰瘍病、腎臟病、凝血功能障礙者應禁食鳳梨，發燒及患有濕疹疥瘡者也不宜多吃。

鳳梨糯米飯

養生 美味上菜

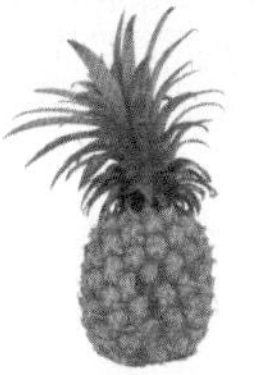

每100公克
鳳梨的營養成分

熱量		46仟卡
蛋白質		0.9公克
脂肪		0.2公克
碳水化合物		11.6公克
膳食纖維		1.4公克
膽固醇		0毫克
菸鹼酸		0.2毫克
維生素	A	5.1微克
	B_1	0.06毫克
	B_2	0.02毫克
	B_6	0.07毫克
	B_{12}	0微克
	C	9毫克
	E	0毫克
礦物質	鈉	1毫克
	鉀	40毫克
	鈣	18毫克
	鎂	14毫克
	磷	8毫克
	鐵	0.2毫克
	鋅	0.5毫克

材料

鳳梨1個、圓糯米250公克

調味料

植物油1小匙、糖1/2小匙

作法

1. 鳳梨對剖切成兩半。將鳳梨肉挖出切成細粒，鳳梨殼做成盛器。
2. 糯米洗淨後放入電鍋裡，內鍋加入淹過糯米約1公分高的水，外鍋加1杯水煮熟後，馬上取出。
3. 熱鍋加油，入糯米飯炒約1分鐘，再加糖續炒約半分鐘，下鳳梨肉粒炒勻。
4. 將作法3盛入鳳梨殼做的盛器，放入蒸鍋中，以大火蒸10分鐘，取出即可。

功效

健胃消食、補脾止瀉、清胃解渴。

食用小叮嚀

切忌過量或食用未經處理的生鳳梨，第一容易降低味覺，刺激口腔黏膜；第二，容易導致生產鳳梨蛋白酶，對這種蛋白酶過敏者，會出現皮膚發癢等症狀。避免這種情況發生的作法很簡單：鳳梨去皮後，切片或塊狀，放置淡鹽水中浸泡半小時，然後以涼開水沖洗去鹹味，即可放心大膽地享受鳳梨的新鮮美味。此外，家裡裝修後，很多人把鳳梨放在室內吸附異味，所以鳳梨不能再供食用。

柳丁

（柳橙）

柳丁味甘、帶酸、性涼，具有生津止渴、開胃補氣的功效。正常人飯後食用柳丁或飲橙汁，還有解油膩、消積食、止渴醒酒的作用。柳丁含豐富的維生素C、P，能增加身體抵抗力，增加毛細血管的彈性，降低血中膽固醇，因此也非常適合高血脂症、高血壓、動脈硬化者食用。

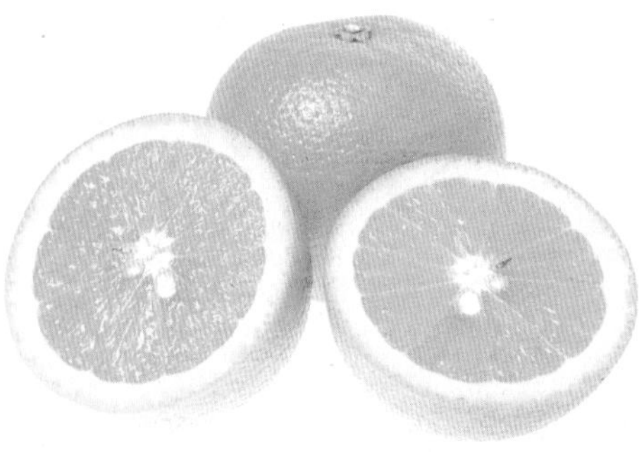

開胃健脾

柳丁皮具有健脾的功效，夏天食用可以促進食欲。將清洗乾淨的新鮮橙皮30公克放入1公升水中，煮開十五分鐘後即得橙皮飲。橙皮飲略帶苦味，其含有的橙皮甙成分能軟化血管、降低血脂，日常飲用可預防心血管系統疾病。飯前飲用一杯還有增強食欲的功效。

治療風濕、補充體力

將風乾的橙籽放入鍋中焙炒，焙炒時注意不要炒焦，盡量將油分炒乾。將炒好的橙籽打成粉末，以開水沖服，每次三至五公克，飯後飲用。長期飲用能在一定程度上治療風濕。運動後飲用橙汁，含量豐富的果糖能迅速補充體力，而高達百分之八五的水分更能解渴提神。橙汁榨好後立即飲用，否則空氣中的氧會使其維生素C的含量迅速降低。加點鹽飲用，效果更明顯。

改善睡眠，穩定情緒

取一湯匙橙花蜜，加入溫水攪勻飲用，可以緩解神經性咳嗽症狀；橙花蜜也能催眠，改善輕微的睡眠障礙，加入熱牛奶中於睡前飲用效果最佳。此外，飲用橙花蜜對腹痛、腹瀉症狀也有一定幫助。柳丁發出的氣味有利於緩解人們的心理壓力，但僅有助於女性克服緊張情緒。

保護心血管、清腸排毒

柳丁含有大量維生素C，可以抑制致癌物質的形成，還能軟化和保護血管，促進血液循環，降低膽固醇和血脂。柳丁不僅氣味芳香，還富含纖維素和果膠物質，可以幫助促進腸道蠕動，從而有利於清腸通便，排除體內有害物質。

降膽固醇

柳丁中的維生素C可以抑制膽固醇在肝內轉化為膽汁酸，從而使膽汁中膽固醇的濃度下降，兩者聚集形成的膽結石的機會也就相應減少。能增強人體抵抗力，亦能將脂溶性有害物質排出體外，是名實相符的抗氧化劑。

防癌抗癌

柳丁能清除體內對健康有害的自由基，抑制腫瘤細胞的生長。所有的水果中，柑橘類所含的抗氧化物質最高，包括六十多種黃酮類和十七種類胡蘿蔔素。黃酮類物質具有抗炎症、強化血管和抑制凝血的作用。類胡蘿蔔素具有很強的抗氧化功效。這些成分使柳丁對多種癌症的發生有抑制作用

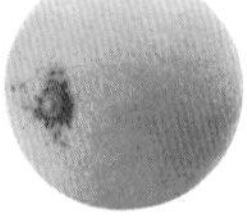

每100公克
柳丁的營養成分

熱量		43仟卡
蛋白質		0.8公克
脂肪		0.2公克
碳水化合物		10.6公克
膳食纖維		2.3公克
膽固醇		0毫克
菸鹼酸		0.4毫克
維生素	A	0微克
	B_1	0.06毫克
	B_2	0.04毫克
	B_6	0.02毫克
	B_{12}	0微克
	C	38毫克
	E	0毫克
礦物質	鈉	10毫克
	鉀	120毫克
	鈣	32毫克
	鎂	12毫克
	磷	21毫克
	鐵	0.2毫克
	鋅	0.1毫克

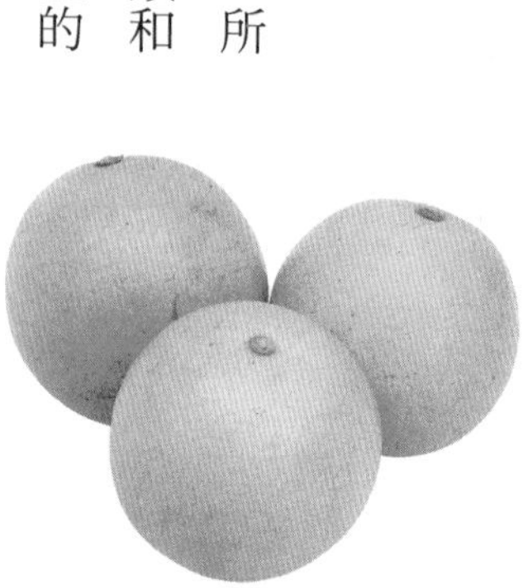

柳丁蛋糕卷

養生 美味上菜

材料

柳丁100公克、蛋黃3顆、低筋麵粉100公克、蛋白170公克、泡打粉2公克、塔塔粉1公克、鮮奶油適量、杏仁片30公克

調味料

糖225公克、鹽1/4小匙、植物油3大匙、橙汁3大匙

作法

1. 柳丁洗淨，去皮切薄片；蛋黃、糖1大匙與鹽先拌勻，備用。
2. 煮一鍋250cc沸水，放入一半砂糖煮融，再放入柳丁片煮至透，取出瀝乾水分。
3. 過篩後的低筋麵粉、柳丁汁、植物油及泡打粉一起放入調理盆拌勻成麵糊。
4. 蛋白先與塔塔粉攪拌至發泡，分次加入其餘糖一起打至濕性偏乾性發泡，成蛋白麵糊。
5. 取蛋白麵糊加入蛋黃麵糊中拌勻，即成蛋糕體麵糊。
6. 取烤盤，底層先鋪上一層蛋糕紙，先均勻擺上柳丁薄片。再將蛋糕體麵糊倒入、抹平，放入預熱至190℃的烤箱中，烤約20分鐘。
7. 取出烤好的蛋糕體倒扣於蛋糕紙上，撕掉底部蛋糕紙後，較漂亮的面朝下。
8. 抹上奶油醬，於開頭部分約2公分處淺切一刀鋒（勿切斷），再以擀麵棍將其與蛋糕紙一起卷起。
9. 將做好的柳丁蛋糕卷表面均勻塗抹上奶油醬，撒上適量杏仁片裝飾即可。

哪些人該多吃

胸膈滿悶、噁心欲吐者，飲酒過多、宿醉未醒者尤宜食用；但是由於柳丁中含有大量糖分，所以糖尿病患者忌食。

功效

促進食欲。

食用小叮嚀

新鮮柳丁往往表皮破孔較多，比較粗糙。經過「美容」之後的柳丁，表面非常光滑，幾乎沒有破孔。在柳丁的使用方面，飯前或空腹時不宜食用，否則柳丁所含的有機酸會刺激胃黏膜，對胃不利。另外，吃柳丁前後一小時內不要喝牛奶，因為牛奶中的蛋白質遇到果酸會凝固，影響消化吸收。吃完柳丁應及時刷牙漱口，以免對口腔及牙齒有害。

芒果〔望果〕

芒果又名「望果」，即取意「希望之果」。果實橢圓滑潤，果皮呈檸檬黃色，味道甘醇；芒果維生素A含量豐富，含有糖、蛋白質及鈣、磷、鐵等營養成分，均為人體所必需。那麼，芒果的功效與作用有哪些呢？

抗菌消炎

芒果未成熟的果實及樹皮、莖能抑制化膿球菌、大腸桿菌等，芒果葉的提取物也同樣有抑制化膿球菌、大腸桿菌的作用，可治療人體皮膚、消化道感染疾病。

防癌抗癌

芒果果實含芒果酮酸、異芒果醇酸等三醋酸和多酚類化合物，具有抗癌的藥理作用；芒果汁還能增加胃腸蠕動，使糞便在結腸內停留時間縮短。因此食用芒果對預防結腸癌很有裨益。

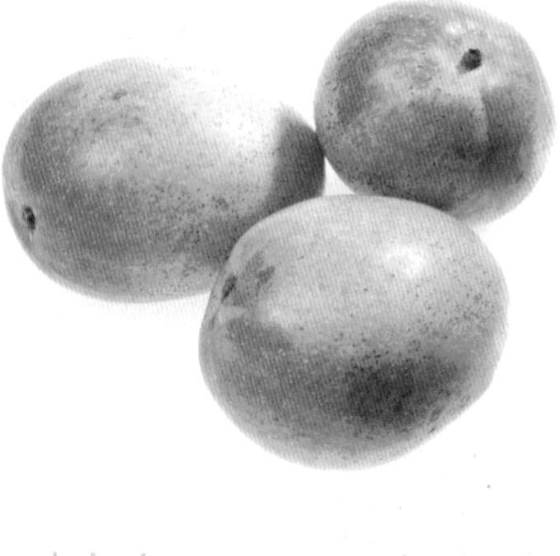

祛痰止咳

芒果中所含的芒果　有祛疾止咳的功效，對咳嗽、痰多、氣喘等症有輔助治療作用。

降低膽固醇、三酸甘油酯

芒果中含維生素C量高於一般水果，芒果葉中也有很高的維生素C含量，且具有即使加熱加工處理，其含量也不會消失的特點，常食芒果可以不斷補充體內維生素C的消耗，降低膽固醇、三酸甘油酯，有利於預防心血管疾病。

保護眼睛

芒果的醣類及維生素含量非常豐富，尤其維生素A原含量占水果之首位，具有明目的作用。

哪些人該多吃

一般人均能食用，但皮膚病、腫瘤、糖尿病者應忌食。

芒果布丁

養生 美味上菜

材料

芒果200公克、牛奶75cc、雞蛋1個、水2杯、鮮奶油適量

調味料

明膠粉10公克、糖60公克、鮮奶油1/4小匙、水2小匙

作法

1. 將明膠粉加3大匙水，攪拌至融化；蛋打散至有泡沫。
2. 將一半芒果榨汁，和牛奶混合，以篩子過濾；剩餘的果肉切成小丁。
3. 煮一鍋沸水，加入糖煮至融化後熄火，加入明膠水，攪拌至溫度變溫熱。
4. 加入鮮奶油攪勻，以篩子過濾，再加入蛋液、水2大匙攪勻，加入芒果汁及芒果肉攪拌。
5. 倒入抹上少許油的模具中，放入冰箱冷凍約2小時即可。

功效 益胃止嘔、解渴利尿，改善食欲不振、消化不良、喉嚨痛、聲音沙啞、咳嗽痰多、氣喘。

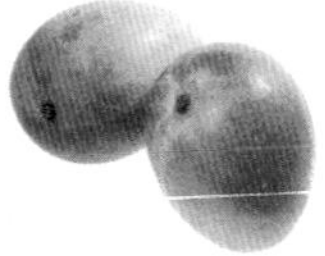

每100公克
芒果的營養成分

熱量		60仟卡
蛋白質		0.4公克
脂肪		0.2公克
碳水化合物		15.7公克
膳食纖維		1.7公克
膽固醇		0毫克
菸鹼酸		0.7毫克
維生素	A	533.3微克
	B_1	0.01毫克
	B_2	0.04毫克
	B_6	0毫克
	B_{12}	0微克
	C	16毫克
	E	0毫克
礦物質	鈉	4毫克
	鉀	120毫克
	鈣	6毫克
	鎂	10毫克
	磷	15毫克
	鐵	0.2毫克
	鋅	0.2毫克

食用小叮嚀

芒果內含有單羥基和二羥基，會引起皮膚過敏反應，臨床上被稱為「芒果皮炎」，嚴重的還會化膿。據醫者指出，吃芒果時如果像吃西瓜一樣抱著啃，芒果的水一旦沾在嘴唇及皮膚上就要致病，所以吃時要特別小心，最好將芒果去皮後切成小塊，以牙籤插上，輕輕放入口中，不要讓芒果的水沾在嘴唇外部皮膚上和臉上。吃法很麻煩，但可以防病，皮膚特別敏感者最好少吃。且飽飯後不可食用芒果，也不可以與大蒜等辛辣物質共同食用，否則，可以使人發黃病；又據現代報導，有因為吃了過量的芒果而引起腎炎的病例，應當注意。

柑橘〔凸柑〕

柑橘呈扁球形，多為橙黃色或橘紅色，果皮疏鬆，易剝離，味清香，頂部有瘤狀突起，蒂臍端凹陷。柑橘中含有大量的檸檬酸、蘋果酸。不僅營養豐富，而且還可理氣健脾，化痰止咳，有助於治療呼吸道急慢性感染及消化不良。對於柑橘的營養功效，可歸納為以下幾點。

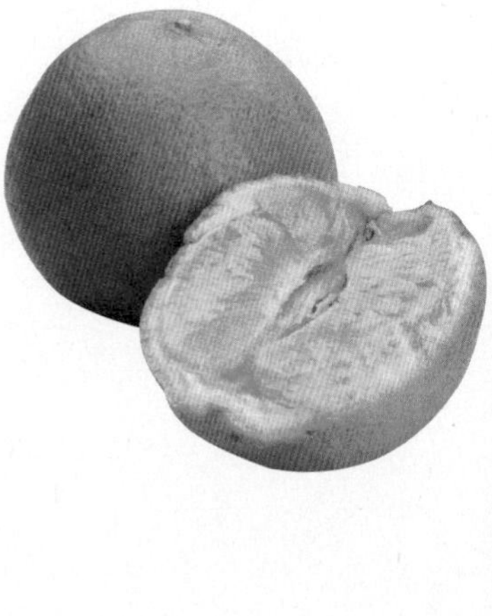

保肝

柑橘之所以呈桔紅色，因為富含維生素A這種成分。平時食用大量柑橘類水果者，患上肝臟疾病、動脈硬化症和胰島素抗體的風險比較低。另外，柑橘汁明顯能減少肝炎患者的慢性病毒性肝炎症狀發展成肝癌的風險。

改善腸胃

柑橘最主要的功能就是治療腸胃問題，可以調和腸胃，也能刺激腸胃蠕動，幫助排氣；還能鎮定消化道，增加胃口、刺激食欲。由於柑橘性質很溫和，嬰幼兒、孕婦及老人都能使用，尤其是嬰幼兒消化系統成長尚未完全，容易打嗝或消化不良，使用後都非常有效。

防癌抗癌

在鮮柑橘汁中，有一種抗癌活性很強的物質「諾米靈」，它能使致癌化學物質分解，抑制和阻斷癌細胞的生長，能使人體內除毒酶的活性成倍提高，阻止致癌物對細胞核的損傷，保護基因的完好。

保護心血管

柑橘所含橘皮苷可以加強毛細血管的韌性，降血壓，擴張心臟的冠狀動脈，因此橘子是預防冠心病及動脈硬化的食品。研究證實，食用柑橘可以降低沉積在動脈血管中的膽固醇，有助於使動脈粥樣硬化發生逆轉。

哪些人該多吃

一般人均可食用，但風寒咳嗽、痰飲咳嗽者不宜食用。

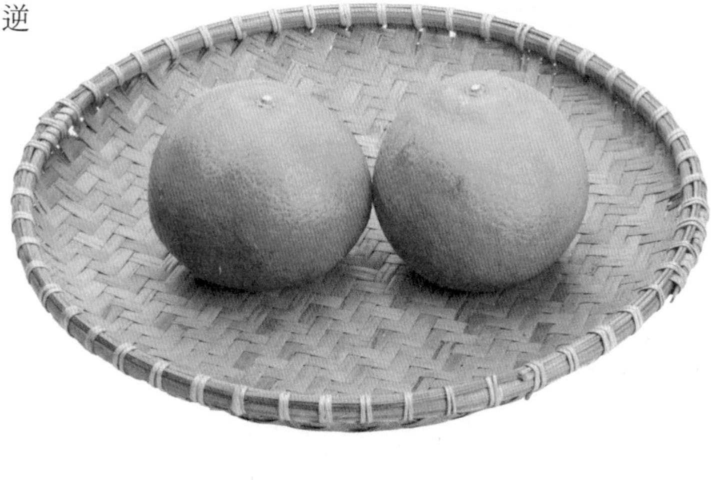

養生 美味上菜

蜜樹柑橘湯

材料

柑橘100公克、乾銀耳12公克、蜂蜜50公克

調味料

糖1小匙

作法

1. 銀耳泡發開，去蒂、洗淨後，撕成小片；柑橘去皮。
2. 煮一鍋600cc的沸水，放入全部材料及糖攪拌煮熟。
3. 撇去浮沫，盛入湯碗內即可。

功效

養胃健脾，生津潤肺。

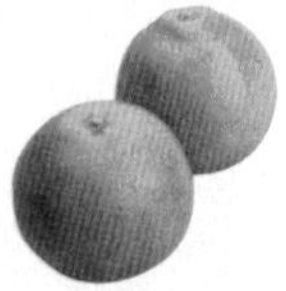

每100公克 柑橘的營養成分

熱量		40仟卡
蛋白質		0.5公克
脂肪		0.2公克
碳水化合物		10.2公克
膳食纖維		1.7公克
膽固醇		0毫克
菸鹼酸		0.14毫克
維生素	A	66.7微克
	B_1	0.09毫克
	B_2	0.1毫克
	B_6	0.01毫克
	B_{12}	0微克
	C	31毫克
	E	0毫克
礦物質	鈉	4毫克
	鉀	55毫克
	鈣	24毫克
	鎂	10毫克
	磷	15毫克
	鐵	0.2毫克
	鋅	0.8毫克

食用小叮嚀

每人每天所需的維生素C，只要吃三個柑橘就已足夠，吃多了反而對口腔、牙齒有害。同時，柑橘含有葉紅質，如果攝入過多，血中含量驟增並大量積存在皮膚內，使皮下脂肪豐富部位的皮膚，如手掌、手指、足掌、鼻唇溝及鼻孔邊緣發黃。另外，柑橘也不要與蘿蔔同食，也就是吃完蘿蔔後不要立即吃橘子，若兩者經常一同食用，會誘發或導致甲狀腺腫。除了蘿蔔外，柑橘還不宜與牛奶同食，否則柑橘中的果酸會使牛奶中的蛋白質凝固，不僅影響吸收，而且嚴重者還會出現腹脹、腹痛、腹瀉等症狀。因此，應在喝完牛奶一小時後才能吃柑橘。

杏仁〔杏實〕

杏仁盛產於夏天，其果肉黃軟，香氣撲鼻，酸甜多汁，是夏季主要水果之一。從營養學角度來說，杏仁的鈣、磷、鐵、蛋白質含量在水果中都是較高的，並含有較多的抗癌物質。與此同時，杏仁還具有很多養生功效。

養心

未熟果實中含類黃酮較多。類黃酮有預防心臟病，和減少心肌梗死的作用。因此，常食杏仁脯、杏仁乾，對心臟病患者有一定好處。

防癌抗癌

杏仁是維生素B_{17}含量最為豐富的果品，而維生素B_{17}又是極有效的抗癌物質，並且只對癌細胞有殺滅作用，對正常健康的細胞無任何毒害。

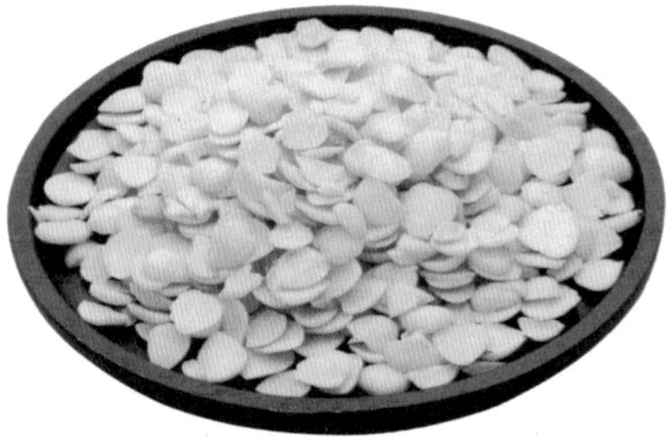

降膽固醇

杏仁還含有豐富的維生素C和多酚類成分，這種成分不但能夠降低人體內膽固醇的含量，還能顯著降低心臟病和很多慢性病的發病危險性。

調節身體機能

杏仁能補充人體多種無機鹽和微量元素，這些物質是新陳代謝不可缺少的物質。在調節功能方面，杏仁有去胃脹痛、可潤腸、治大便燥結、祛痰鎮咳之攻效。杏仁甙吸收後可直接和間接地作用到神經和呼吸道黏膜，減少其敏感性，能增強黏膜的損傷癒合，並促進呼吸道黏膜的排除運動。可見杏仁對人體消化和呼吸兩大系統都有明顯改善作用。

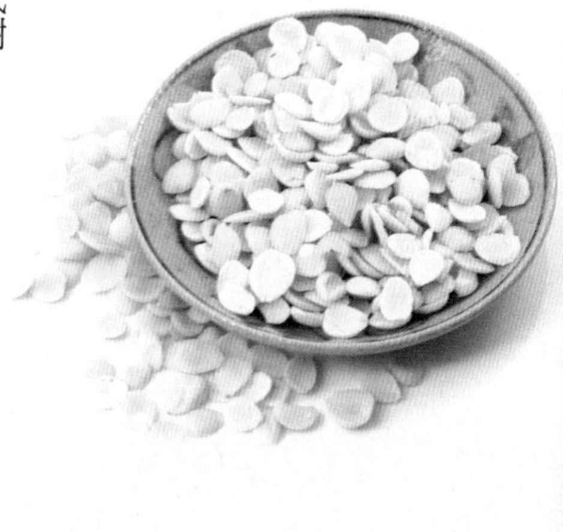

哪些人該多吃

急慢性氣管炎咳嗽者、肺癌、鼻咽癌者，癌症及術後放化療者，頭髮稀疏者尤其適宜食用；但產婦、幼兒、病人，特別是糖尿病患者，不宜吃杏仁或杏仁製品。

養生
美味上菜

杏仁粥

材料

杏仁200公克、白米100公克

調味料

冰糖50公克

作法

1. 杏仁、白米乾淨，白米以冷水浸泡半小時，撈出，瀝乾水分。
2. 煮一鍋沸水，加入杏仁煮至軟爛，揀去杏核，加入白米，以大火煮開，再以小火續煮熟。
3. 加入冰糖調味，即可食用。

功效

止渴生津、清熱解毒。

食用小叮嚀

杏仁雖好吃但不可食之過多，因為其中苦杏仁甙的代謝產物會導致組織細胞窒息，嚴重者會抑制中樞，導致呼吸麻痺，甚至死亡；但是加工而成的杏仁脯、杏仁乾等有害的物質已經揮發或溶解掉，可以放心食用。

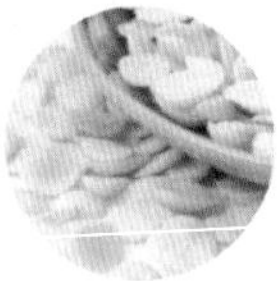

每100公克
杏仁的營養成分

熱量		36仟卡
蛋白質		0.9公克
脂肪		0.1公克
碳水化合物		7.8公克
膳食纖維		1.3公克
膽固醇		0毫克
菸鹼酸		0.6毫克
維生素	A	75微克
	B_1	0.02毫克
	B_2	0.03毫克
	B_6	0.05毫克
	B_{12}	0微克
	C	4毫克
	E	0.95毫克
礦物質	鈉	2.3毫克
	鉀	226毫克
	鈣	14毫克
	鎂	11毫克
	磷	15毫克
	鐵	0.6毫克
	鋅	0.2毫克

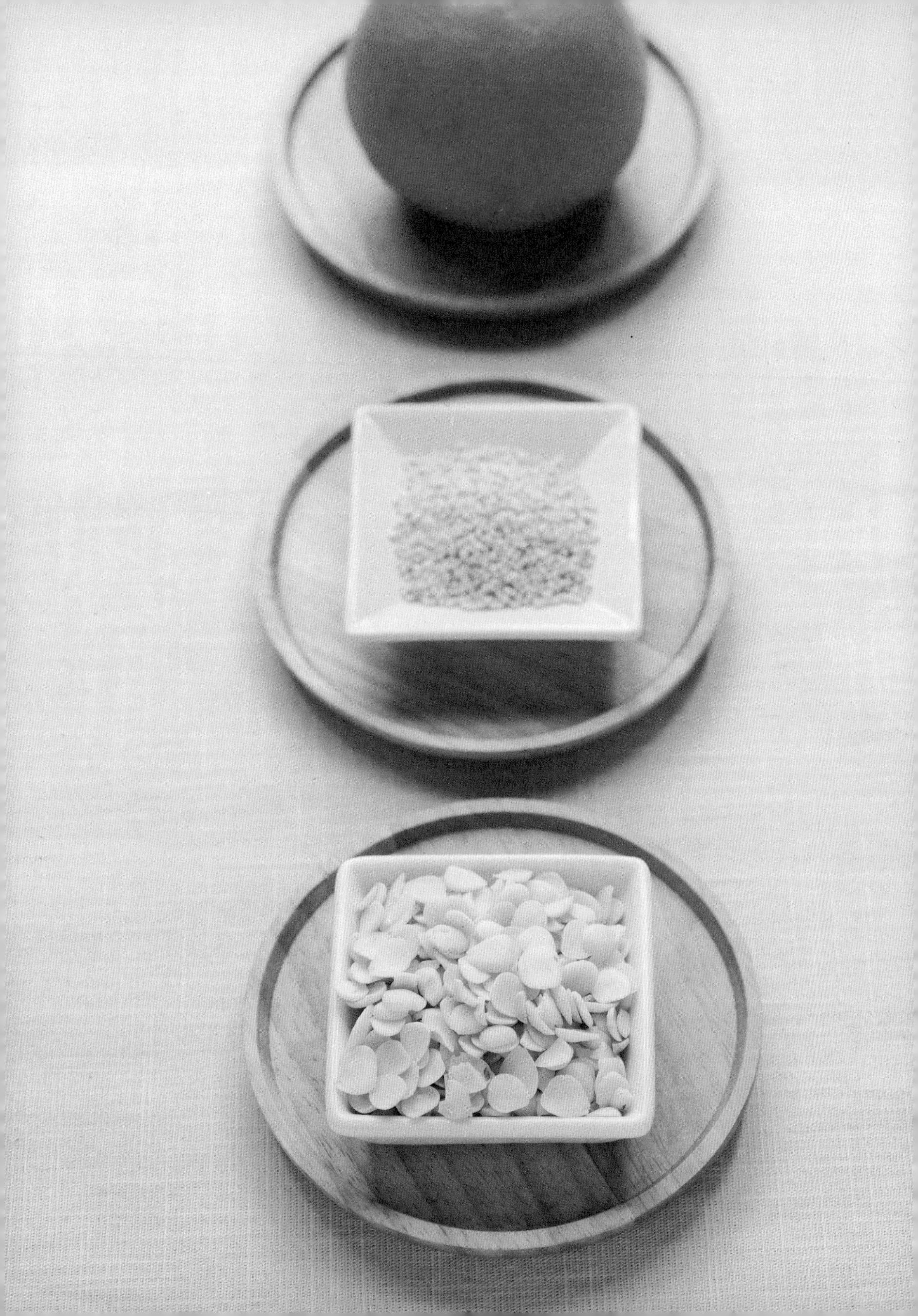

AUTUMN
PART 3 秋季

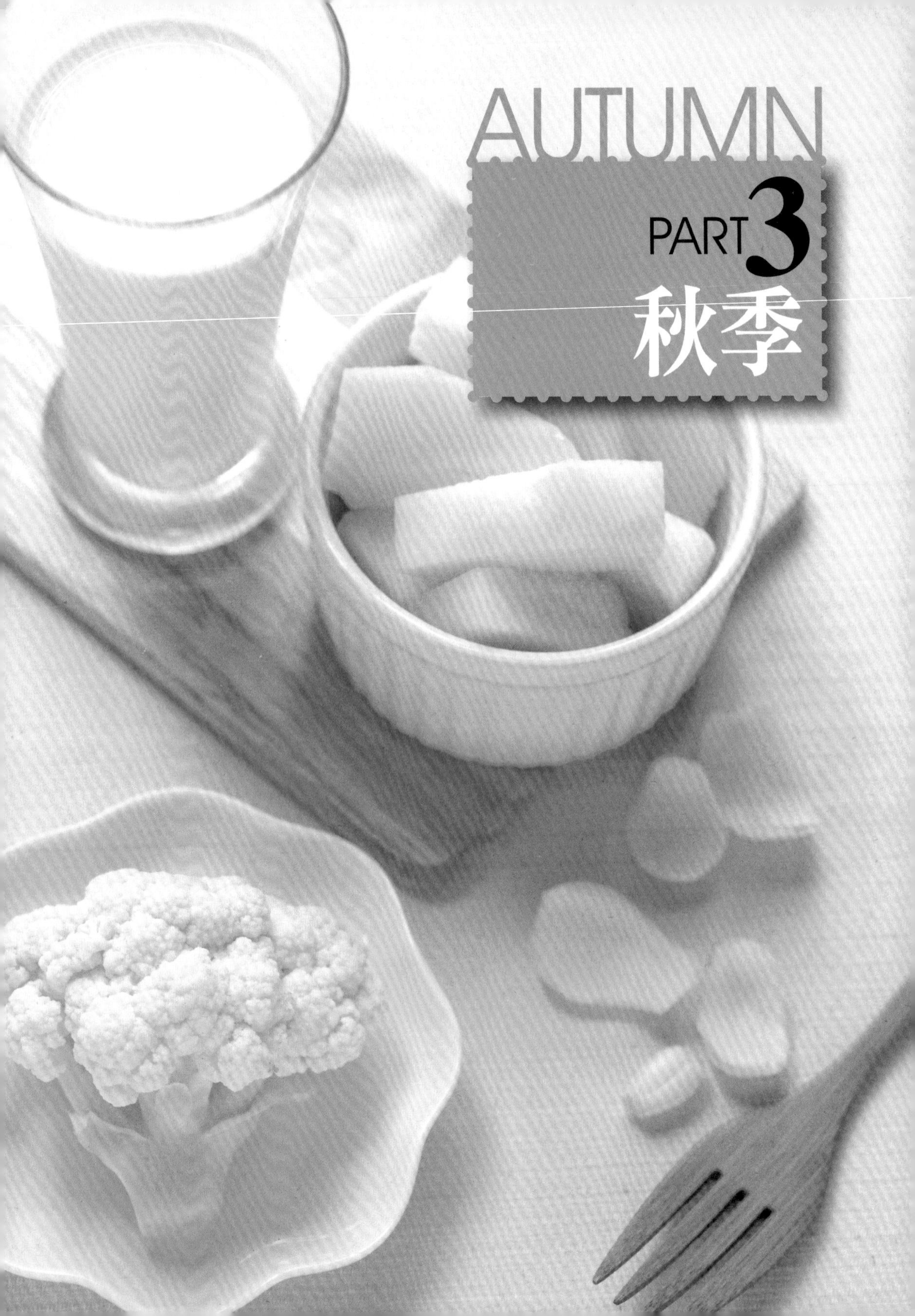

肺臟

白色食物

秋天的氣候乾燥，皮膚的問題是揮之不去的煩惱，
為身體補充水分也成了關注的問題。
補充水分，最有效的滋養方式就是潤肺。
在傳統中醫理論上講，秋季吃些白色的食物可以有效的滋養肺部。

White Fruits and Vegetables

秋季養肺，白色食物來滋養

秋季養生重在養肺。如果在秋天的時候，肺部得不到很好的滋養，冬天就容易患上的許多肺部疾病，如慢性支氣管炎、哮喘、反覆感冒等，往往與秋季肺陰受損有關。

隨著秋季的到來，氣候逐漸由熱轉涼，空氣中水分減少，於是人體產生了一系列由於乾燥而引起的不適症狀，如口鼻咽乾、胸痛乾咳等，稱之為「秋燥」。中醫認為秋季是由熱轉寒，陽氣漸收、陰氣漸長，由陽盛逐漸轉變為陰盛的過渡時期。

白露之後，天氣乾燥，晝熱夜涼，寒熱多變，易傷風感冒，舊病也易復發，所以也有多事之秋的說法。在這個季節裡養陰是養生的重要原則，而養陰的重點就是養肺陰，要防燥潤肺。《黃帝內經》認為，肺與秋季相應，與秋氣相通，肺旺於秋，因此秋天肺的氣血最充沛，功能最旺盛。秋季天氣寒熱多變，寒涼之氣及秋燥之氣極易傷肺，發生感冒、咳嗽等證。

在五色中，白色入肺，所以秋季可以吃一些白色食物來滋養肺部。

《靈樞．五色》認為，白色食物偏重於益氣行氣。在秋季如果得不到的滋養，人體的抵抗力就會減弱，這其實與蛋白質的分解和生成有關。因為蛋白質是修護肺部的主要材料，而大多數白色食物均是蛋白質的優質來源，經常食用白色食物，不但有益於呼吸系統，還能在秋季幫助我們緩解秋乏。

另外，白色食物通常是鈣的最佳來源，鈣也是滋養肺部必不可少的物質，多吃白色食物是非常好的補鈣途徑。

需要注意的是，白色食物多偏寒涼，一般體質可以放心使用，但是過敏性體質者除外。白色食物中很多食物都是過敏源，所以過敏體質食用白色食物的時候還需留心。因此過敏體質者這時要著重「補氣」，補足「肺衛」之氣，增強對於燥及外邪的防禦能力，要偏向溫補食物，忌吃寒涼食物；可適當服用一些富含維生素的食品，也可以選擇多種成分的綜合維他命，選以宣肺化痰、滋陰益氣的中藥，如人參、沙參、西洋參、百合、杏仁、川貝等，對解燥有良效。

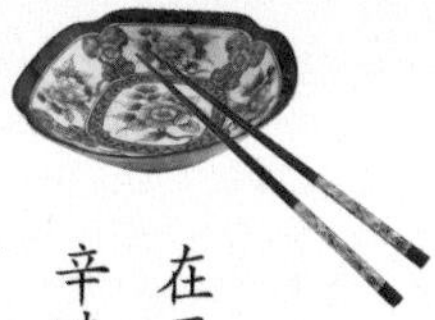

【食色知味】

在五味中，辛味是肺的本味，五行裡都屬金。比如因為肺氣不宣的風寒感冒，以辛味藥物辛散溫通而宣肺，感冒就好了。所以平時吃辛辣食物，一般可以治療感冒，同時開胃下食。過度食用辛辣對肺就不好了，一是容易上火，肺胃蘊熱，輕者長青春痘，重者口舌生瘡，流鼻血等等；二是耗氣傷津，容易乾燥，使皮膚粗糙，口乾舌燥等等。

薏仁【禾本植物之王】

薏仁又稱薏米、苡米。其營養價值很高，被譽為「世界禾本植物之王」，含有意苡仁油、薏苡仁脂、固醇、胺基酸、精胺酸等多種胺基酸成分，和維生素B_1、碳水化合物等，這些豐富的營養成分讓薏仁具備了不凡的養生功效。

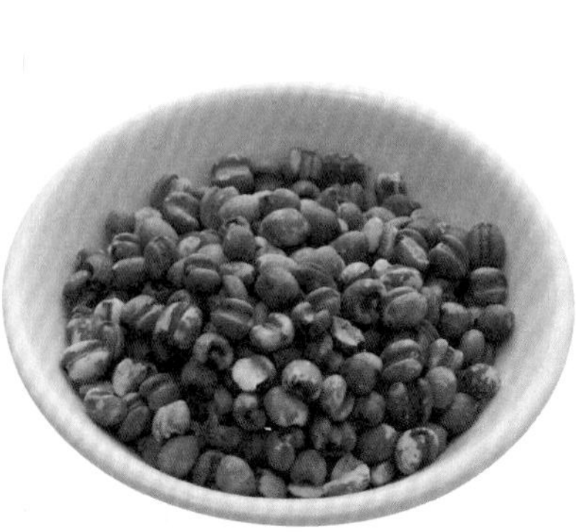

預防心血管疾病

若每天食用五十至一百公克的薏仁，可以降低血中膽固醇及三酸甘油酯，並可預防高血脂症、高血壓、中風、心血管疾病及心臟病。

降血脂

因為薏仁含有豐富的水溶性纖維，可以藉由吸附膽鹽（負責消化脂肪），使腸道對脂肪的吸收率變差，進而降低血脂肪。

促進新陳代謝

薏仁可以促進體內血液和水分的新陳代謝，所以有幫助解尿、消除水腫等作用，並可幫助排便，減輕體重。

美白肌膚

薏仁主要成分為蛋白質、維生素B_1、B_2，有使皮膚光滑、減少皺紋、消除色素斑點的功效。若長期食用，能治療褐斑、雀斑及面皰，滋潤肌膚。

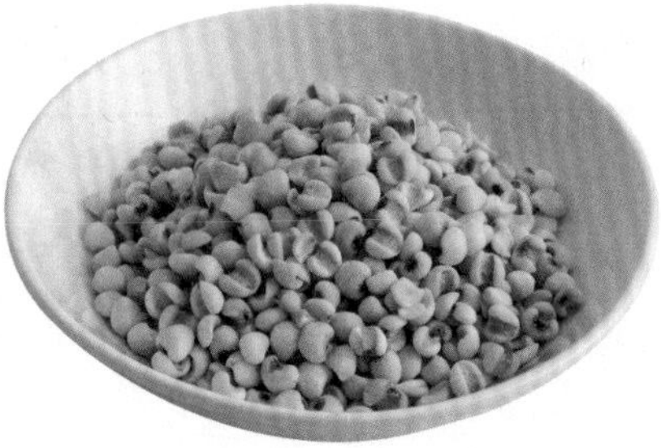

哪些人該多吃

由於薏仁營養豐富，對於久病體弱、病後恢復期患者，老人、產婦、兒童都是比較好的保健食物，可經常服用。但由於薏仁有使身體虛冷的作用，所以懷孕中及月經期婦女，不適合吃薏仁。

養生
美味上菜

當歸薏仁粥

材料

薏仁100公克、當歸片15公克、荸薺30公克

調味料

蜂蜜1大匙

作法

1. 荸薺拍碎後，切成粒狀；當歸放入700cc沸水鍋中煮30分鐘。
2. 瀝渣後，加入荸薺粒和薏仁，以中火燜煮成粥。
3. 加入蜂蜜食用。

功效

清熱解毒、活血止痛、強健脾胃、防止喉嚨腫痛、清痰治咳、解心煩口渴、增強免疫力、預防呼吸道疾病。

食用小叮嚀

挑選薏仁時，可以拿一把在手上，沒有粉末留在手上，且有光澤的、顆粒飽滿的就是好的薏仁。

每100公克
薏仁的營養成分

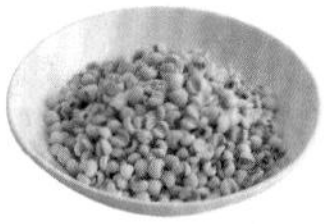

熱量		364仟卡
蛋白質		7.2公克
脂肪		0.8公克
碳水化合物		79.8公克
膳食纖維		5.5公克
膽固醇		0毫克
菸鹼酸		1.90毫克
維生素	A	0微克
	B_1	0.06毫克
	B_2	0.03毫克
	B_6	0.21毫克
	B_{12}	0微克
	C	0毫克
	E	0.06毫克
礦物質	鈉	3毫克
	鉀	176毫克
	鈣	19毫克
	鎂	17毫克
	磷	166毫克
	鐵	1.2毫克
	鋅	1.0毫克

茭白筍〔美人腿〕

茭白筍質地鮮嫩，味甘實，被視為蔬菜中的佳品。茭白筍的營養豐富，含離胺酸等十七種胺基酸，其中蘇胺酸、甲硫胺酸、苯丙胺酸、離胺酸等為人體所必需的胺基酸。茭白筍的有機氮素以胺基酸狀態存在，味道鮮美，營養價值較高，容易為人體所吸收。茭白筍還具有一定的藥用價值，《本草綱目》認為茭白筍具有解煩熱、調腸的功能。

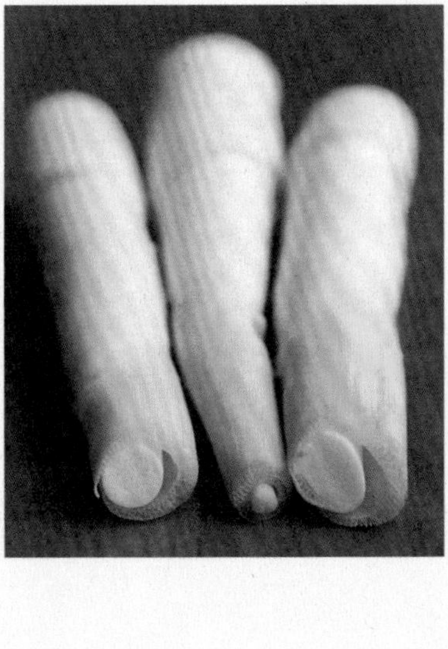

滋潤肺部

茭白筍是水生植物，含的水分較多，可以預防秋燥對於人體的傷害，發揮潤肺、養肺的作用。

解酒

茭白筍含有豐富的有解酒作用的維生素，在酒醉之後，有解酒的功用。把鮮茭白筍洗淨，切片加鹽、米醋等調味料炒熟，既能解酒又能當下酒菜，一舉兩得。此外，茭白筍除了可以除煩解酒外，還能解除酒毒，治酒醉不醒。

生津止渴、利尿

茭白筍味甘具寒性，其外皮光滑，既能利尿又能祛水，可輔助治療四肢浮腫、小便不利等症狀，且能清暑解煩、生津止渴，夏季食用尤為適宜。此外，亦具有清除體內躁熱、通腸利便。

強健身體

茭白筍含較多的碳水化合物、蛋白質、脂肪等，能補充人體的營養物質，具有健壯身體的作用。

哪些人該多吃

適宜高血壓病人、黃膽肝炎患者、產後乳汁缺少的婦女、飲酒過量、酒精中毒者；但不適宜陽痿、遺精者、脾虛胃寒、腎臟疾病、尿路結石，或尿中草酸鹽類結晶較多，以及腹瀉者。

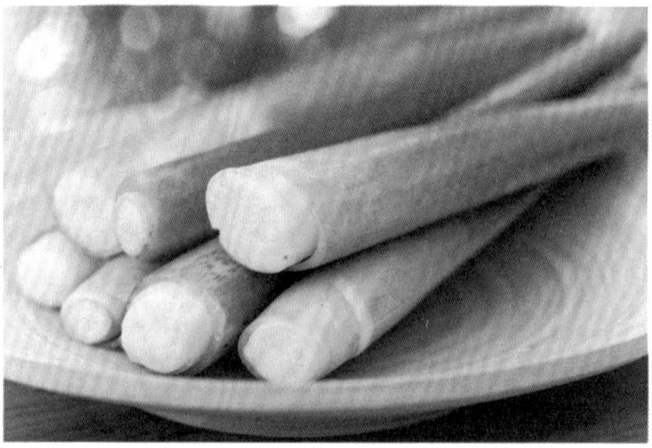

養生 美味上菜

油燜茭白筍

材料

茭白筍300公克

調味料

A 炸油5杯，醬油1大匙，鹽1/2小匙，糖2小匙

B 香油2小匙。

作法

1 茭白筍洗淨切片。

2 油鍋燒至六分熱，入茭白筍炸約1分鐘，撈出瀝去油，留油2大匙，備用。

3 鍋中放入茭白筍，加入其餘調味料A及少許水，加熱2分鐘，淋上香油，即可食用。

功效

祛除體熱、生津止渴、利尿通腸、解除煩悶、解酒毒、增乳。

食用小叮嚀

茭白筍不可多食，因為它含有較多的草酸，能與鈣、鐵之類的無機鹽形成不溶於水的物質，不能為人體所吸收。況且草酸鈣溶解度小，容易在腎臟、尿路等處滯留而形成結石，不利於健康。

每100公克 茭白筍的營養成分

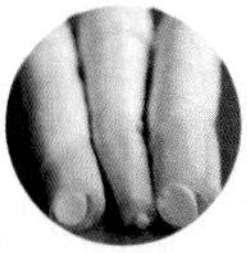

熱量		22仟卡
蛋白質		1.5公克
脂肪		0.2公克
碳水化合物		4.3公克
膳食纖維		2.1公克
膽固醇		0毫克
菸鹼酸		0.59毫克
維生素	A	0.7微克
	B_1	0.09毫克
	B_2	0.03毫克
	B_6	0毫克
	B_{12}	0微克
	C	6.5毫克
	E	0毫克
礦物質	鈉	10毫克
	鉀	180毫克
	鈣	4毫克
	鎂	9毫克
	磷	43毫克
	鐵	0.3毫克
	鋅	0.3毫克

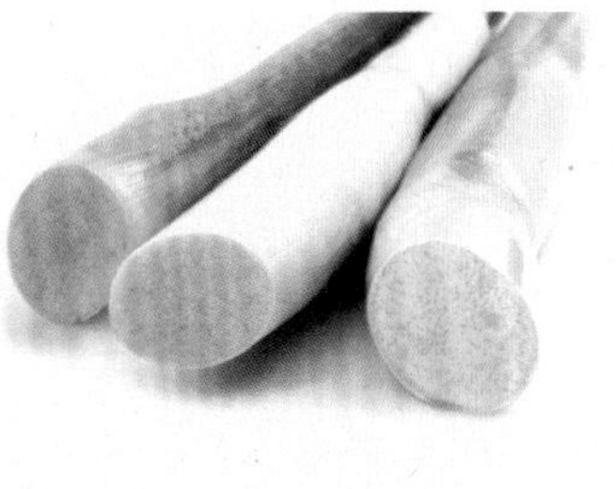

冬瓜【白瓜】

冬瓜含有較多的蛋白質、糖及少量的鈣、磷、鐵等礦物質，和維生素B_1、B_2、C，其中維生素B_1可促使體內的澱粉、醣轉化為熱能，而不變成脂肪，所以冬瓜有助瘦身。冬瓜與其他瓜菜不同的是它不含脂肪，含鈉量、熱量都很低。這些營養特點，讓冬瓜具備了很多的養生功效，中醫名著《滇南本草》中說：「冬瓜潤肺消熱痰，止咳嗽。」因此，在呼吸道極脆弱的秋季，吃冬瓜可以潤肺，提高呼吸道的免疫力。

利尿消腫

冬瓜含維生素C較多，且鉀鹽含量高，鈉鹽含量較低，高血壓、腎臟病、浮腫病等患者食之，可達到消腫而不傷正氣的作用。

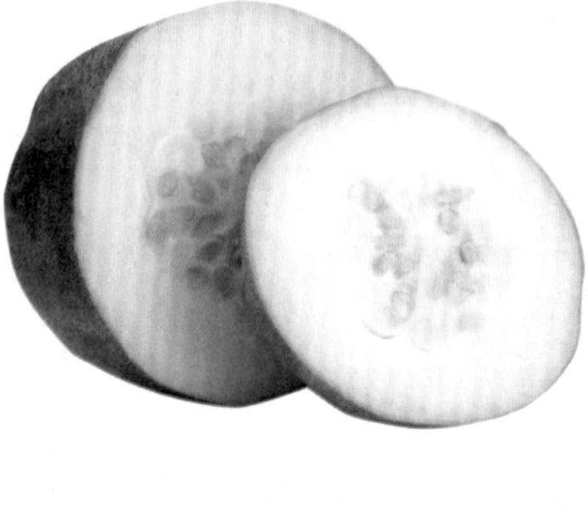

瘦身

冬瓜中所含的丙醇二酸，能有效地抑制醣類轉化為脂肪，加上冬瓜本身不含脂肪，熱量不高，對於預防人體發胖，還有助於體形健美。

清熱解暑

冬瓜性寒味甘，清熱生津，可除煩悶，在夏日服食尤為適宜。

排毒、降血壓

冬瓜中的膳食纖維改善血糖水準效果非常好，它能降低體內膽固醇、血脂，預防動脈粥樣硬化。冬瓜中的粗纖維，能刺激腸道蠕動，使腸道裡積存的致癌物質儘快排泄出去。

哪些人該多吃

適宜腎病、水腫、肝硬化腹水、癌症、腳氣病、高血壓、糖尿病、動脈硬化、冠心病、肥胖、及缺乏維生素C者多食；但冬瓜性寒涼，脾胃虛弱、腎臟虛寒、久病腹瀉、體虛、手腳冰冷者忌食。

養生
美味上菜

三色冬瓜絲

材料

冬瓜250公克、胡蘿蔔150公克、
綠辣椒110公克

調味料

植物油1小匙、鹽1小匙

作法

1. 冬瓜、胡蘿蔔洗淨去皮，辣椒洗淨去蒂，三者全部切絲。
2. 煮一鍋沸水，將全部蔬菜倒入沸水汆燙，再撈出瀝去水分。
3. 油鍋燒至八分熱，倒入全部材料，加鹽翻炒約兩分鐘即可。

功效

潤肺生津、化痰止渴、利尿消腫、清熱祛暑、解毒化膿。

每100公克

冬瓜的營養成分

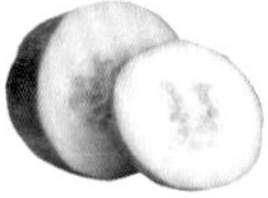

熱量		13仟卡
蛋白質		0.5公克
脂肪		0.2公克
碳水化合物		2.6公克
膳食纖維		1.2公克
膽固醇		0毫克
菸鹼酸		0.4毫克
維生素	A	0微克
	B_1	0.01毫克
	B_2	0.02毫克
	B_6	0.01毫克
	B_{12}	0微克
	C	25毫克
	E	0毫克
礦物質	鈉	5毫克
	鉀	120毫克
	鈣	6毫克
	鎂	8毫克
	磷	25毫克
	鐵	0.2毫克
	鋅	0.1毫克

食用小叮嚀

貯存好的冬瓜，可以放4至5個月不壞，為了冬季能吃到鮮冬瓜，應該注意貯存好。可選拔一些不腐爛，沒有受過劇烈震動，帶有一層完整白霜的冬瓜，放在沒有陽光的乾燥地方，瓜下放草墊或木板。冬瓜吃不完，剩下的極易污染變質。把冬瓜切開以後，略等片刻，切面上會出現星星點點的黏液，這時取一張與切面大小相同的乾淨白紙平貼在上面，再以手抹平貼緊，存放3至5天仍新鮮，如果以無毒的乾淨塑膠薄膜貼上，存放時間會更長。

竹筍【竹肉】

竹筍是竹子的嫩莖，都說「濃縮的是精華」，以在竹筍身上一點也不為過。竹筍營養價值高，含有豐富的植物蛋白和膳食纖維、胡蘿蔔素、維生素B、C、E，及鈣、磷、鐵等人體必需的營養成分。竹筍又有「素食第一品」之說，不僅是蔬菜，還是良藥。

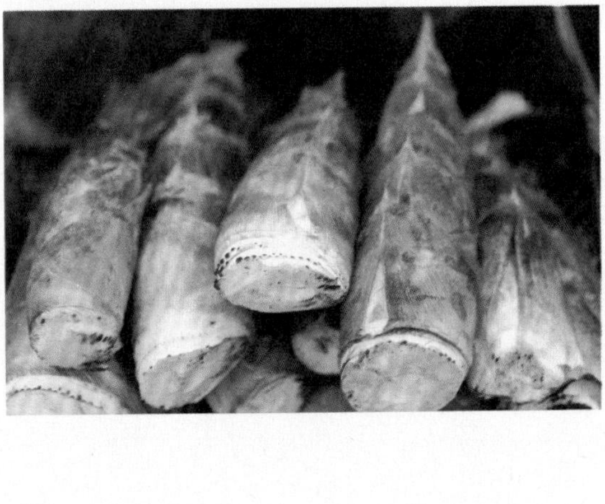

開胃健脾

竹筍含有一種白色的含氮物質，構成了竹筍獨有的清香，具有開胃、促進消化、增強食欲的作用，可用於治療消化不良。

通腸排便

竹筍所含有的植物纖維可以增加腸道水分的貯存量，促進胃腸蠕動，降低腸內壓力，減少糞便黏度，使糞便變軟，有利排出，可以治療便祕，預防腸癌。

祛痰化瘀

竹筍具有低糖、低脂的特點，富含植物纖維，可降低體內多餘脂肪，消痰化瘀，可治療高血壓、高血脂、高血糖症，且對消化道癌腫及乳腺癌有一定的預防作用。

增強免疫力

竹筍中植物蛋白、維生素及微量元素的含量均很高，有助於增強身體的免疫功能，提高防病抗病能力。

哪些人該多吃

肥胖和習慣性便祕者尤為適合；但患有胃潰瘍、胃出血、腎炎、肝硬化、腸炎者、尿路結石者、低鈣、骨質疏鬆、佝僂病人不宜多吃。由於竹筍中含有較多的草酸，會影響人體對鈣的吸收，兒童正在長身體階段，不宜多食；有尿路結石者也不宜食用。對竹筍過敏者則應忌吃。

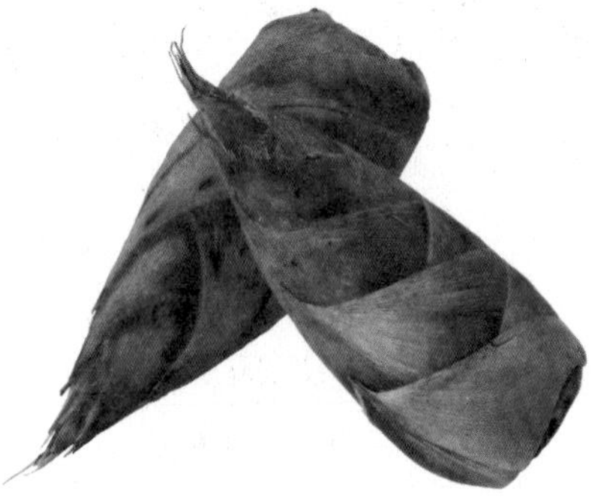

竹筍菇炒蕨菜

養生 美味上菜

材料

竹筍75公克、蕨菜125公克、金針菇50公克、紅辣椒30公克

調味料

A 鹽2小匙、香油少許

B 太白粉1小匙、水20cc

作法

1. 蕨菜洗淨，切段；竹筍去殼、洗淨，切粗絲；金針菇洗淨，切段；紅辣椒洗淨，切粗絲，備用。
2. 煮一鍋沸水，加入鹽，再放入蕨菜、竹筍、金針菇汆燙15秒出起鍋。
3. 熱鍋加油，放入紅辣椒絲煸香，然後將蕨菜、竹筍、金針菇一起以大火煸炒。
4. 最後起鍋前以調勻的調味料B勾芡，淋上少許香油即可。

功效

滋陰涼血、潤腸爽胃、清熱化痰、解渴除煩、益氣利膈、利尿通便、解毒消食、養肝明目。

每100公克 竹筍的營養成分

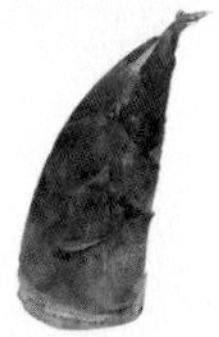

熱量		22仟卡
蛋白質		2.1公克
脂肪		0.2公克
碳水化合物		3.8公克
膳食纖維		2.3公克
膽固醇		0毫克
菸鹼酸		0.7毫克
維生素	A	0微克
	B_1	0.04毫克
	B_2	0.06毫克
	B_6	0.07毫克
	B_{12}	0微克
	C	3毫克
	E	0毫克
礦物質	鈉	1毫克
	鉀	340毫克
	鈣	7毫克
	鎂	12毫克
	磷	41毫克
	鐵	0.3毫克
	鋅	0.4毫克

食用小叮嚀

竹筍含有人體需要的營養素，但也含有人體不適用的成分——草酸鹽。為了減少草酸鹽對人體的影響，食用時一般將筍在開水中煮五至十分鐘，經高溫來分解去掉大部分草酸鹽和澀味，撈出再配以其他食品烹飪。

山藥【薯蕷】

山藥，因其營養豐富，自古以來就被視為物美價廉的「補」品，既可作主食，又可作蔬菜，還能製成糖葫蘆之類的小吃或甜點。山藥含有膽鹼、黏液質、蛋白質、脂肪、醣類和維生素等多種營養物質，是公認的滋補佳品。

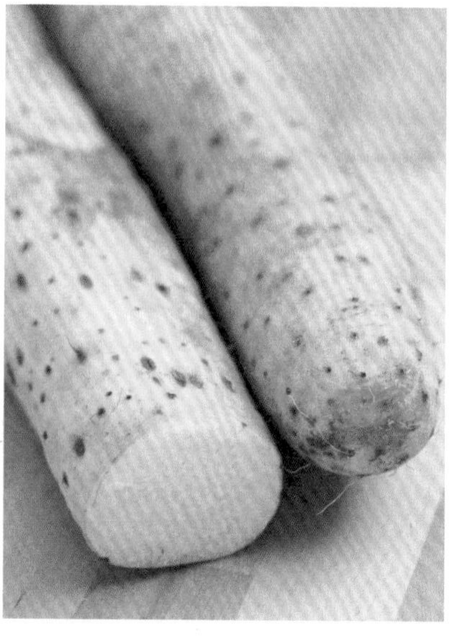

健脾益胃、助消化

山藥含有澱粉酶、多酚氧化酶等物質，有利於脾胃消化吸收功能，是一味平補脾胃的藥食兩用之品。常用來治療脾胃虛弱、食少體倦、腹瀉等病症。

補腎益氣

山藥含有多種營養素，有強健身體，補腎益精的作用。腎虧遺精，婦女白帶多、小便頻數等症狀者，可以吃山藥來改善症狀。

潤肺止咳

山藥含有皂甙、黏液質，有潤滑，滋潤的作用，因此有益補充肺氣，可以治療肺虛、痰嗽、久咳之症。

降血糖

山藥含有黏液蛋白，有降低血糖的作用，可用於治療糖尿病，是糖尿病人的食療佳品。

延年益壽

山藥含有大量的黏液蛋白、維生素及微量元素，能有效阻止血脂在血管壁的沉澱，預防心血疾病，有益志安神、延年益壽的功效。

哪些人該多吃

適宜糖尿病患者、腹脹、病後虛弱者、慢性腎炎患者、長期腹瀉者食用；但山藥有收澀的作用，大便燥結者不宜食用。

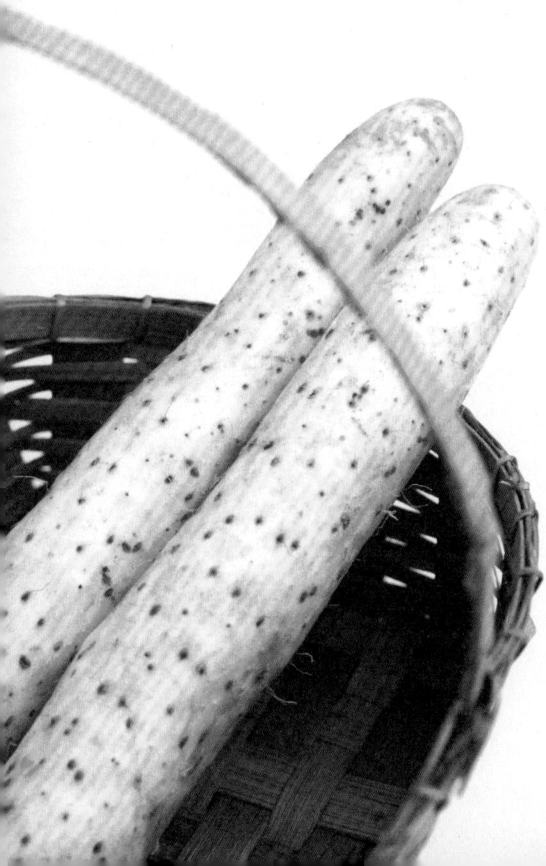

彩椒山藥

養生
美味上菜

材料

山藥300公克、嫩青椒12個

調味料

A 鹽1小匙、高湯40cc、太白粉水20cc

B 蛋白1個、太白粉水20cc

作法

1. 嫩青椒洗淨，去蒂、挖去籽及內筋；山藥放入蒸鍋蒸熟、去皮，待涼後以刀剁成茸。
2. 山藥茸加鹽調味；以調味料**B**調成糊，將每個青椒內部塗一下糊，再將山藥糊放入青椒內。
3. 青椒入蒸鍋，以大火燒至六分熟後，取出裝盤，淋上混合的高湯與太白粉水勾芡，澆在青椒上即可。

功效

健脾補肺、益胃補腎、止渴利尿、延年益壽、抗疲勞、增進食欲、治療腰膝酸軟遺精早洩、帶下白濁，且可瘦身。

每100公克
山藥的營養成分

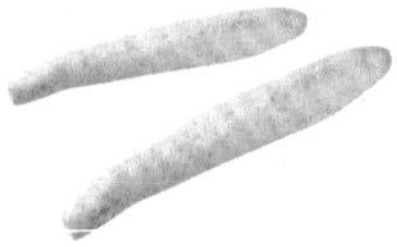

熱量		73仟卡
蛋白質		1.9公克
脂肪		2.2公克
碳水化合物		12.8公克
膳食纖維		1公克
膽固醇		0毫克
菸鹼酸		0.11毫克
維生素	A	0微克
	B_1	0.03毫克
	B_2	0.02毫克
	B_6	0毫克
	B_{12}	0微克
	C	4.2毫克
	E	0毫克
礦物質	鈉	9毫克
	鉀	370毫克
	鈣	5毫克
	鎂	13毫克
	磷	32毫克
	鐵	0.3毫克
	鋅	0.3毫克

食用小叮嚀

山藥切片後需立即浸泡在鹽水中，以預防氧化發黑。新鮮山藥切開時黏液中的植物鹼成分易傷手，如不慎黏到手上，可以先以清水加少許醋洗。山藥質地細膩，味道香甜，不過，山藥皮容易導致皮膚過敏，削完山藥的手不要亂碰，馬上多洗幾遍手，要不然就會抓哪兒哪兒癢。好的山藥外皮無傷，斷層雪白，黏液多，水分少。皮可鮮炒，或曬乾煎湯、煮粥。但食用時應去皮食用，以免產生麻、刺等異常口感。

蓮子【玉蛹】

蓮子為睡蓮科植物蓮成熟的種子，是常見的滋補之品，有很好的滋補作用，一般家庭都製作過冰糖蓮子湯、銀耳蓮子羹，或以它製作過八寶粥；古人認為經常服食，百病可祛，因它「享清芳之氣，得稼穡之味，乃脾之果也」。

抗癌、降血壓，強心安神

蓮子善於補五臟不足，通利十二經脈氣血，使氣血暢通，蓮子所含氧化黃心樹寧鹼對鼻咽癌有抑制作用，這一切構成了蓮子的防癌抗癌的營養保健功能；蓮子所含非結晶形生物鹼N－9，有明顯的降血壓作用。高血壓患者平時可以常飲蓮芯茶，能通血脈、降血壓。蓮子芯所含生物鹼具有顯著的強心作用，蓮芯鹼則有較強抗鈣及抗心律不齊的作用。

滋養補虛、止遺澀精

蓮子中所含的棉子糖，是老少皆宜的滋補品，對於久病、產後或老年體虛者，更是常用營養佳品；蓮子鹼有平抑性欲的作用，對於青年人夢多，遺精頻繁或滑精者，服食蓮子有良好的止遺澀精作用。

哪些人該多吃

適宜體質虛弱、心慌、失眠多夢、遺精者；也適宜脾氣虛，慢性腹瀉之人；癌症病人及放療化療後食用；對於婦女脾腎虧虛的白帶過多者皆宜；但平素大便乾結難解，或腹部脹滿之人忌食。

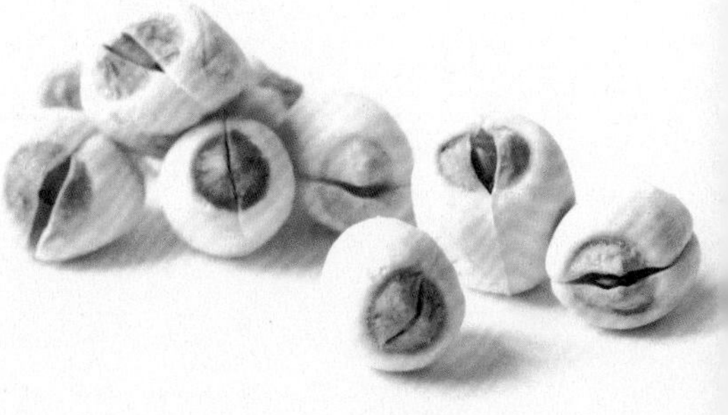

養生
美味上菜

蓮子八寶飯

材料

圓糯米200公克、血糯200公克、紅棗50公克、蓮子50公克、白果25公克、葡萄乾25公克、紅豆沙25公克、櫻桃10公克、南瓜1個

調味料

綿白糖100公克

作法

1. 將南瓜切開，掏空籽。
2. 糯米、血糯淘洗乾淨，在水中浸泡2至3小時，然後放入蒸鍋，以大火蒸30分鐘至熟。
3. 加入紅棗、蓮子、白果、葡萄乾、紅豆沙、櫻桃八寶材料及糖拌勻。
4. 盛入南瓜內，蓋上南瓜蓋，入蒸鍋，以大火蒸1小時即可。

功效

治脾虛久瀉、遺精帶下、心悸失眠、健忘、腰痛腳弱，解心煩口渴，促進耳聰目明。

每100公克
蓮子的營養成分

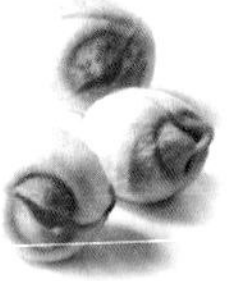

熱量		321仟卡
蛋白質		23.8公克
脂肪		1公克
碳水化合物		56.6公克
膳食纖維		8.3公克
膽固醇		0毫克
菸鹼酸		0.69毫克
維生素	A	0微克
	B_1	0.01毫克
	B_2	0.02毫克
	B_6	0.18毫克
	B_{12}	0微克
	C	0毫克
	E	0.1毫克
礦物質	鈉	589毫克
	鉀	437毫克
	鈣	166毫克
	鎂	203毫克
	磷	667毫克
	鐵	1.7毫克
	鋅	1.6毫克

食用小叮嚀

蓮子皮薄如紙，剝除很費時間。若將蓮子先洗一下，然後放入開水中，加入適量老鹼，攪拌均勻後稍燜片刻，再倒入淘米籮內，以力揉搓，即可很快去除蓮子皮。另外，蓮子生吃雖然味道清香，但不可多吃，以免影響脾胃引起腹瀉。

白花椰〔菜花〕

白花椰指油菜所開的花，它含有蛋白質、脂肪、碳水化合物、食物纖維、維生素A、B、C、E、P、U等營養素，以及鈣、磷、鐵等礦物質。白花椰質地細嫩，味甘鮮美，食後易消化吸收，其嫩莖纖維，烹炒後柔嫩可口。在養生的功能上，白花椰的價值也很高。

預防心血管疾病

白花椰是含有類黃酮最多的食物之一，類黃酮除了可以預防感染，還是最好的血管清理劑，能夠阻止膽固醇氧化，預防血小板凝結成塊，因而減少心臟病與中風的危險。

化瘀解毒

有些人的皮膚一旦受到小小的碰撞和傷害就會變得青一塊紫一塊的，這是因為體內缺乏維生素K的緣故。補充的最佳途徑就是多吃白花椰。豐富的維生素C含量，使白花椰可增強肝臟解毒能力，並能提高身體的免疫力，可預防感冒和壞血病的發生。

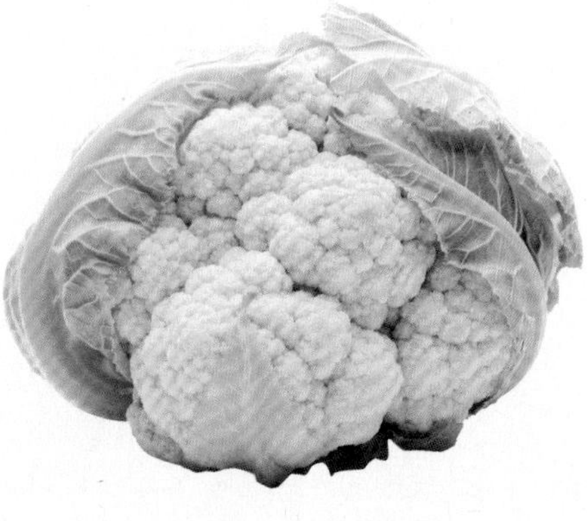

防癌抗癌

白花椰含有抗氧化防癌症的微量元素，長期食用可以減少乳腺癌、直腸癌及胃癌等癌症的發病幾率。在眾多的蔬菜水果中，白花椰、大白菜的抗癌效果最好，尤其是在預防胃癌、乳腺癌方面效果尤佳。患胃癌時人體血清硒的水準明顯下降，胃液中的維生素C的濃度也顯著低於正常人，而白花椰不但能給人補充一定量的硒和維生素C，同時也能供給豐富的胡蘿蔔素，發揮阻止癌前病變細胞形成的作用，抑制癌腫生長。

白花椰內還有多種吲哚衍生物，此化合物有降低人體內雌激素水準的作用，可預防乳腺癌的發生。此外，白花椰中提取的一種酶能預防癌症，這種物質叫蘿蔔子素，有提高致癌物解毒酶活性的作用。

防癌美白

白花椰中還含有二硫酚硫酮，可以降低形成黑色素的酶及阻止皮膚色素斑的形成，經常食用可滑潤開胃，對肌膚有很好的美白效果。

哪些人該多吃

一般人均可食用，沒有特殊禁忌；適宜生長發育期的兒童、生活在污染環境中肝臟易遭到毒害的人，及抵制癌瘤染身者們食用；且對食欲不振、消化不良、大便乾結者都有幫助。

炸白花椰

養生 美味上菜

材料

白花椰400公克、蔥1支

調味料

鹽2小匙、蠔油2小匙、糖2小匙、米酒2小匙、太白粉2大匙、花生油2杯、香油1/2小匙

作法

1. 白花椰洗淨，切小朵，入1000cc冷水鍋中，再加入鹽1小匙，煮熟後撈出，瀝去水分，均勻地裹上太白粉。（薄薄一層，不能過厚。）
2. 將鹽、蠔油、糖、米酒、太白粉放入碗內，調成芡汁；蔥洗淨，切蔥花。
3. 熱鍋加花生油，燒至七分熱，入白花椰炸呈金黃色，撈出瀝油。
4. 留油2大匙，入蔥花略煸，再加入白花椰，倒入芡汁，翻炒均勻，淋上香油即可。

功效

補腎填精、健腦壯骨、補脾和胃、補充體力、強健骨骼、增強記憶力、促進生長發育。

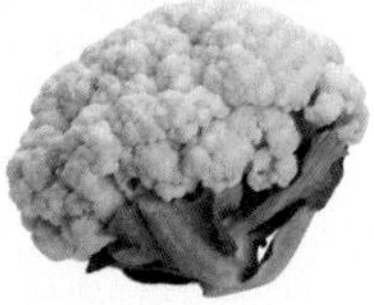

每100公克
白花椰的營養成分

熱量		31仟卡
蛋白質		3.2公克
脂肪		0.9公克
碳水化合物		4公克
膳食纖維		2.3公克
膽固醇		0毫克
菸鹼酸		0.8毫克
維生素	A	1420.3微克
	B_1	0.04毫克
	B_2	0.33毫克
	B_6	0.01毫克
	B_{12}	0微克
	C	93毫克
	E	0毫克
礦物質	鈉	21毫克
	鉀	240毫克
	鈣	92毫克
	鎂	23毫克
	磷	57毫克
	鐵	1.8毫克
	鋅	0.5毫克

食用小叮嚀

白花椰中容易生菜蟲，常有殘留的農藥，在吃之前，將白花椰放在鹽水裡浸泡幾分鐘，菜蟲就跑出來了，還能去除殘留農藥。白花椰吃的時候要多嚼幾次，這樣才更有利於營養的吸收。花椰中含少量的致甲狀腺腫的物質，但可以通過食用足量的碘來中和，這些碘可由碘鹽和海藻等海味食物提供，因此在食用花椰時要注意食物的搭配。

白蘿蔔

〔大根〕

白蘿蔔既可用於製作菜餚，炒、煮、涼拌等俱佳；可當作水果生吃，味道鮮美；又可以作泡菜、醬菜醃漬。蘿蔔營養豐富，有很好的食用、醫療價值。有「冬吃蘿蔔夏吃薑，一年四季保安康」的說法。

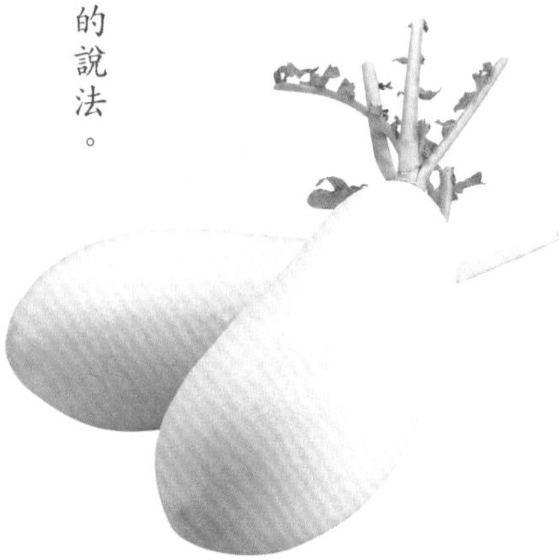

增強免疫力、幫助消化

白蘿蔔含豐富的維生素C和微量元素鋅，有助於增強身體的免疫功能，提高抗病能力。白蘿蔔中的芥子油能促進胃腸蠕動，增加食欲，幫助消化。

幫助營養吸收、防癌抗癌

白蘿蔔中的澱粉酶能分解食物中的澱粉、脂肪，使之得到充分的吸收。白蘿蔔含有木質素，能提高巨噬細胞的活力，吞噬癌細胞。此外，蘿蔔所含的多種酶，能分解致癌的亞硝酸胺，具有防癌作用。

哪些人該多吃

一般人都可食用；但蘿蔔性質偏寒涼而利腸，因此脾虛腹瀉者應慎食或少食；且有胃潰瘍、十二指腸潰瘍、慢性胃炎、甲狀腺腫大、流產、子宮脫垂等患者忌吃。

椒油白蘿蔔

養生
美味上菜

材料

白蘿蔔300公克、花椒5公克

調味料

炸油2大匙、白醋1小匙、鹽1小匙

作法

1. 將白蘿蔔洗淨，切絲，以鹽醃30分鐘，取出瀝乾水分，備用。
2. 將熱鍋加油，燒至六分熱，放入花椒，炸出香味。
3. 撈出花椒扔掉，製成花椒油。
4. 將花椒油倒在蘿蔔絲上，加入醋、鹽拌勻即可。

功效 清熱生津、涼血止血、消食化滯、開胃健脾、順氣化痰。

食用小叮嚀

白蘿蔔不能和胡蘿蔔混吃：白蘿蔔中的維生素C含量極高，但胡蘿蔔中卻含有一種抗壞血酸的分解酵素，會破壞白蘿蔔中的維生素C。另外，白蘿蔔不能和水果同吃，蘿蔔等十字花科蔬菜進入身體後，經過體內代謝很快就會產生一種抗甲狀腺的物質——硫氰酸，它能抑制甲狀腺的功用。如果同時攝入含大量植物色素的水果，如橘子、梨子、蘋果、葡萄等，這些水果會在腸道被細菌分解，產生出羥苯甲酸和阿魏酸，它們可加強硫氰酸抑制甲狀腺工作的功用，誘發甲狀腺腫大。

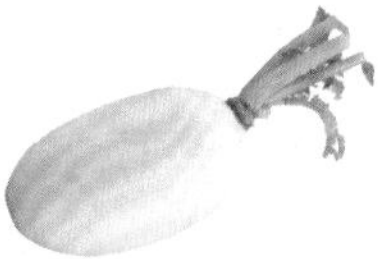

每100公克
白蘿蔔的營養成分

熱量		21仟卡
蛋白質		0.8公克
脂肪		0.2公克
碳水化合物		4.5公克
膳食纖維		1.3公克
膽固醇		0毫克
菸鹼酸		0.4毫克
維生素	A	0微克
	B_1	0.01毫克
	B_2	0.02毫克
	B_6	0.03毫克
	B_{12}	0微克
	C	18毫克
	E	0毫克
礦物質	鈉	23毫克
	鉀	200毫克
	鈣	27毫克
	鎂	10毫克
	磷	13毫克
	鐵	0.2毫克
	鋅	0.2毫克

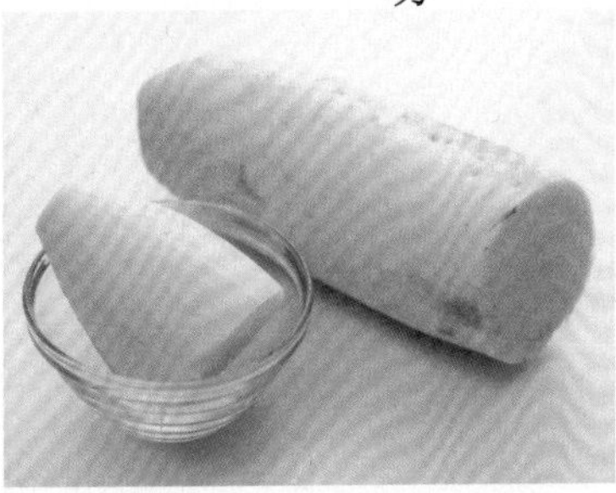

蓮藕

〔蓮根〕

秋天天氣變得乾燥，根據「燥則潤之」的原則，應用養陰清熱、潤燥止渴、清心安神的食品為主。蓮藕就是當令滋補佳品之一。立秋過後，鮮藕成為人們餐桌上的常見菜餚。蓮藕為高碳水化合物低脂肪食物，除含蛋白質、澱粉、多種維生素、胡蘿蔔素、天門冬素外，還含天冬鹼、胺基酸、胡蘆巴鹼、焦性兒茶酚、新綠原酸等生物鹼。

清熱涼血

蓮藕性質寒涼，有清熱涼血的作用，可以來治療熱性病症；且蓮藕味甘多液、對熱病口渴、咳血尤為有益。

通便止瀉、健脾開胃

蓮藕中含有黏液蛋白和膳食纖維，能與人體內膽酸鹽，食物中的膽固醇及三酸甘油酯結合，使其從糞便中排出，從而減少脂類的吸收。蓮藕散發出一種獨特清香，還含有鞣質，有一定健脾止瀉作用，能增進食欲，促進消化，開胃健中，有益於腸胃不佳，食欲不

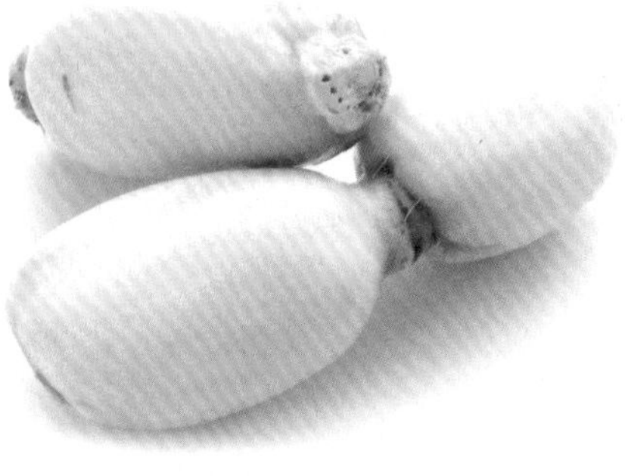

振者恢復健康。

補益氣血、增強免疫力

蓮藕的營養價值很高，富含鐵、鈣等微量元素，植物蛋白質、維生素及澱粉含量也很豐富，能補益氣血，增強人體免疫力作用。故中醫稱其「主補中養神，益氣力」。

止血散瘀

蓮藕含有大量的單寧酸，有收縮血管作用，可以來止血。藕還能涼血、散血，中醫認為其止血而不留瘀，是熱病血症的食療佳品。

哪些人該多吃

一般人均可食用，老幼婦孺、體弱多病者尤宜，特別適宜高熱病人、吐血者、高血壓、肝病、食欲不振、缺鐵性貧血、營養不良者多食用；但蓮藕性質偏涼，產婦不宜過早食用；且蓮藕性質寒冷，生吃清脆爽口，但有礙脾胃。脾胃消化功能低下、腹瀉者不宜生吃。

冰糖糯米蓮藕

養生
美味上菜

材料

蓮藕1條、圓糯米240公克、紅棗100公克、枸杞50公克、蜂蜜少許

調味料

蜂蜜1大匙

作法

1. 糯米浸泡4小時；蓮藕洗淨去皮，將頭切下保留。
2. 把糯米塞進蓮藕裡（可借助筷子塞滿），再以牙籤將蓮藕封口（以免煮時糯米跑出來）。
3. 把紅棗、枸杞、蓮藕放進800cc沸水鍋裡煮熟，待湯汁熬乾，靜置晾涼。
4. 取出蓮藕，切片，淋上蜂蜜即可。

功效

清熱生津、涼血散瘀、補脾開胃、止瀉生肌、治咳血、解煩。

每100公克
蓮藕的營養成分

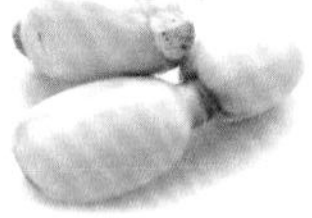

熱量		74仟卡
蛋白質		1.8公克
脂肪		0.3公克
碳水化合物		17公克
膳食纖維		2.7公克
膽固醇		0毫克
菸鹼酸		0.3毫克
維生素	A	1.7微克
	B_1	0.06毫克
	B_2	0毫克
	B_6	0.01毫克
	B_{12}	0微克
	C	42毫克
	E	0毫克
礦物質	鈉	17毫克
	鉀	280毫克
	鈣	20毫克
	鎂	13毫克
	磷	54毫克
	鐵	0.4毫克
	鋅	0.2毫克

食用小叮嚀

感冒喉嚨疼痛，以藕汁加蛋清漱口。作法是將蓮藕削皮洗淨，搗碎擠出藕汁，與蛋清（每次以三分之一的雞蛋蛋清即可）一起拌勻，即可以來漱口。支氣管炎、咳嗽不止時，可飲用藕汁。藕皮也有藥效，因此不必削去，將藕洗淨取汁即可。發燒且口渴嚴重時，可飲用鮮藕汁，既能退燒，又解除口渴。將藕汁與生薑汁一起摻合飲用，或將藕汁加開水飲用，一日兩次，每次一小杯，能迅速解除酒醉引起的疲勞。更年期婦女出現月經不調、不定期出血或情緒不穩、坐立不安等症時，最好經常吃蓮藕，可將藕搗成汁或加少許食鹽後服用。

白木耳〔銀耳〕

銀耳是席上的珍品，在醫學寶庫中是久負盛名的良藥。銀耳中含豐富的膠質、多種維生素和十七種胺基酸及肝醣。銀耳中含有一種重要的有機磷，具有消除肌肉疲勞的功能。它被人們譽為「菌中之冠」，既是名貴的營養滋補佳品，又是扶正強壯之補藥。歷代皇家貴族將銀耳看作是「延年益壽之品」、「長生不老良藥」。

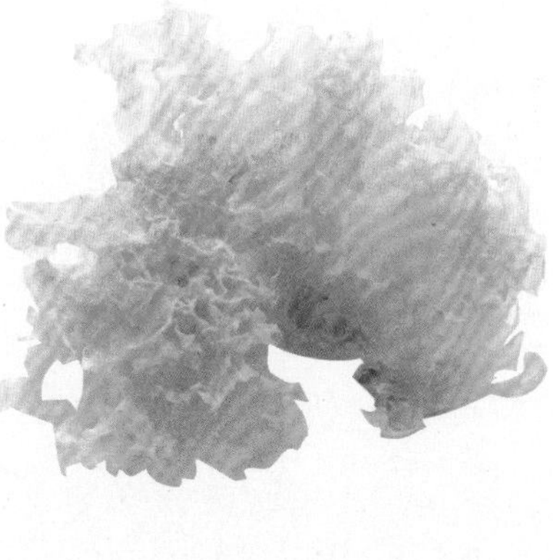

解毒、預防肺病

銀耳能提高肝臟解毒能力，有保肝作用；銀耳對老年慢性支氣管炎、肺原性心臟病有一定療效。

保護骨骼

銀耳富含維生素D，能預防鈣的流失，對生長發育十分有益。

養顏美容

銀耳富有天然植物性膠質，加上它的滋陰作用，長期服用可以潤膚，並有祛除臉部黃褐斑、雀斑的功效。

預防腫瘤

銀耳中的有效成分酸性多醣類物質，不但能增強人體的免疫力，調動淋巴細胞，加強白細胞的吞噬能力，興奮骨髓造血功能。且銀耳多醣具有抗腫瘤作用，能增強腫瘤患者對放療、化療的耐受力；因富含硒等微量元素，它可以增強身體抗腫瘤的免疫力。

養肺潤燥

銀耳有滋陰潤肺、益胃生津之功效，適用於肺熱咳嗽、肺燥乾咳、痰中帶血、胃陰不足、喉嚨乾燥及大便祕結等，為秋季養陰潤肺佳品。另外，銀耳中的膳食纖維可助胃腸蠕動，減少脂肪吸收，達到瘦身的效果。

哪些人該多吃

尤其適合老年慢性支氣管炎、肺原性心臟病、免疫力低下、體質虛弱、內火旺盛、癌症、肺熱咳嗽、肺燥乾咳、婦女月經不調、胃炎、大便祕結患者食用；外感風寒、出血症、糖尿病患者慎用。

冰糖銀耳蓮子湯

養生 美味上菜

材料

銀耳100公克、蓮子100公克、紅棗100公克、枸杞少許

調味料

冰糖1大匙

作法

1. 以熱水將銀耳泡發開，洗淨後去蒂，撕成小片；紅棗、枸杞洗淨。
2. 蓮子泡水15小時，取出以牙籤除去蓮心，洗淨。
3. 砂鍋中加涼水，放入銀耳、蓮子，加蓋以大火燒沸，改小火燉1小時，中途不要揭蓋攪拌。
4. 燉上1小時後，入紅棗、冰糖，續燉10分鐘。再入枸杞，再燉10分鐘即可。（從下紅棗後就要常揭蓋攪動，以免生鍋。）

功效

強精補腎、潤腸益胃、補氣和血、強心滋陰、潤肺生津、壯身補腦、提神美容、延年益壽。

每100公克 銀耳的營養成分

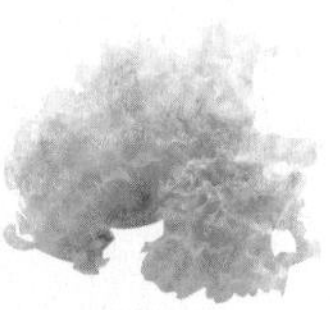

熱量		35仟卡
蛋白質		0.9公克
脂肪		0.3公克
碳水化合物		7.7公克
膳食纖維		6.5公克
膽固醇		0毫克
菸鹼酸		0.5毫克
維生素	A	0微克
	B_1	0毫克
	B_2	0.05毫克
	B_6	0毫克
	B_{12}	0微克
	C	0毫克
	E	0毫克
礦物質	鈉	28毫克
	鉀	40毫克
	鈣	33毫克
	鎂	15毫克
	磷	17毫克
	鐵	1.1毫克
	鋅	0.1毫克

食用小叮嚀

銀耳宜以開水泡發，泡發後應去掉未發開的部分，特別是那些呈淡黃色的東西；銀耳主要用來做甜菜，以湯菜為主；冰糖銀耳含糖量高，所以睡前不宜食用，以免血黏度增高；銀耳是一種含粗纖維的減肥食品，配合豐胸效果顯著的木瓜同燉，可謂是「美容美體佳品」；選購時以偏黃一些的銀耳口感較好，燉好的甜品放入冰箱冰鎮後飲用，味道更佳。

百合〔山丹〕

百合有較高的營養價值，富含蛋白質、脂肪，澱粉、糖及維生素B_1、B_2和維生素C等成分，是一種良好的強身滋補品。民間食用百合歷史悠久，以百合作菜，更是頗為廣泛。百合入藥始載於漢朝《神農本草經》，中醫認為其性平味甘微苦，無毒，入心、肺二經。因此，在乾燥的秋季，吃點百合不僅能夠養心，還能夠潤肺，除此之外，食用百合還有很多其他的功效。

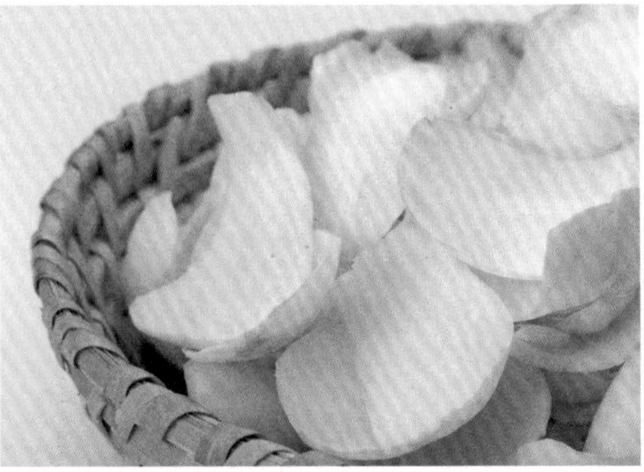

潤肺止咳、寧心安神

百合鮮品含黏液質，具有潤燥清熱作用，中醫以之治療肺燥或肺熱咳嗽等症常能奏效。百合入心經，性質微寒，能清心除煩，寧心安神，用於熱病後餘熱未消、神思恍惚、失眠多夢、心情抑鬱、喜悲傷欲哭等病症。

美容養顏

百合潔白嬌豔，鮮品富含黏液質及維生素，對皮膚細胞新陳代謝有益，常食百合，有一定美容作用。

防癌抗癌、預防痛風

百合含多種生物鹼，對白血球細胞減少症有預防作用，能升高血細胞，對化療及放射性治療後細胞減少症有治療作用。百合在體內還能促進和增強單核細胞系統和吞噬功能，提高身體的免疫能力，因此百合對多種癌症均有較好的防治效果。

百合含有豐富的秋水仙鹼，可用於痛風發作關節痛的輔助治療。秋水仙鹼不影響尿酸的排泄，而是通過抑制白血球細胞的活動及吞噬細胞的作用，減少尿酸形成的尿酸鹽沉積，發揮迅速減輕炎症，有效止痛，對痛風發作所致的急性關節炎症有輔助治療作用。

抗疲勞、防老化

百合中含有多種營養物質，如礦物質、維生素等，這些物質能促進身體營養代謝，使身體抗疲勞、耐缺氧能力增強，同時能清除體內的有害物質，延緩衰老。

保護胃黏膜

百合中含有果膠及磷脂類物質，服用後可保護胃黏膜，治療胃病。

哪些人該多吃

適宜體虛肺弱者、更年期女性、神經衰弱者、睡眠不寧者；風寒咳嗽、脾胃虛寒及腹瀉者不宜多食。

養生
美味上菜

百合木瓜盅

材料

木瓜1個、乾銀耳20公克、乾蓮子10公克、鮮百合20公克、鮮龍眼10公克、枸杞子少許

作法

1. 將木瓜橫著刨開兩半，挖去黑籽。
2. 銀耳、枸杞子以溫水泡15分鐘，泡發後的銀耳切去根部。
3. 鮮百合切除根部，逐片洗淨。龍眼去皮去核。蓮子放入清水鍋中，以小火煮30分鐘至熟。
4. 把處理好的銀耳、枸杞子、百合、蓮子和龍眼肉混合均勻，擺入木瓜盅中。
5. 將木瓜放入蒸鍋中，以大火蒸20分鐘即可。

功效

美容養顏、清熱涼血、潤肺治咳、除熱病、解心煩口渴。

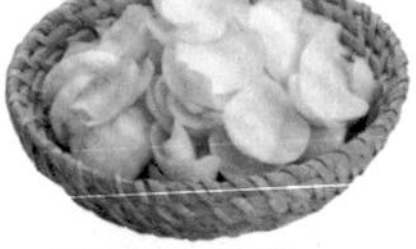

每100公克
百合的營養成分

熱量		125仟卡
蛋白質		4公克
脂肪		0.1公克
碳水化合物		28.3公克
膳食纖維		5.4公克
膽固醇		0毫克
菸鹼酸		0毫克
維生素	A	0微克
	B_1	0.08毫克
	B_2	0.07毫克
	B_6	0.12毫克
	B_{12}	0微克
	C	9毫克
	E	0.5毫克
礦物質	鈉	1毫克
	鉀	740毫克
	鈣	9毫克
	鎂	34毫克
	磷	71毫克
	鐵	1毫克
	鋅	2.38毫克

食用小叮嚀

很多人都知道百合能治咳嗽，卻不知秋燥引起的咳嗽有涼與溫之別。如果是溫燥引發的咳嗽，症狀為乾咳無痰、咽喉發癢、口鼻乾燥，此時服用具有化痰止咳作用的百合便可見效。但若是涼燥導致的咳嗽，痰液清稀、後背發冷，此時就不能服用百合類清涼的藥物，而是應服杏仁、甘草、紅棗等具有溫肺潤燥、祛痰止咳的中藥。

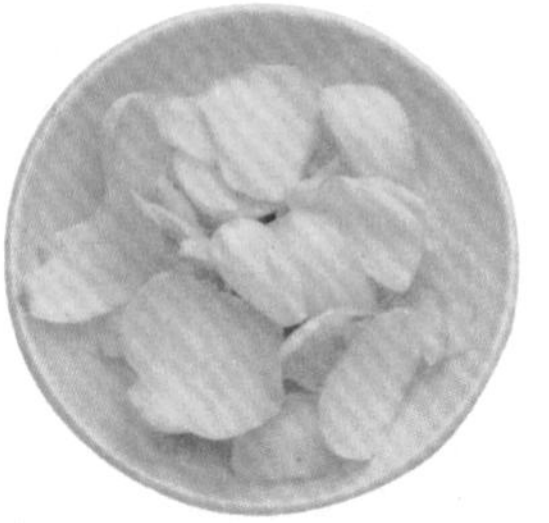

梨子〔玉露〕

秋天，正是吃梨子的季節。梨子鮮甜可口、香脆多汁，含有豐富的維生素A、B、C、D和E。和蘋果一樣，它還含有能使人體細胞和組織保持健康狀態的氧化劑。梨子性涼味甘微酸，入肺、胃經，能生津潤燥，清熱化痰，民間有「生者清六腑之熱，熟者滋五腑之陰」的說法。

保護心臟，抗疲勞

梨子中含有豐富的B群維生素，能保護心臟，減輕疲勞，增強心肌活力，降低血壓。

祛痰止咳

梨子所含的配醣體及鞣酸等成分，能祛痰止咳，對喉嚨有養護作用。吃梨子果皮，有清心潤肺、降火生津、滋腎補陰的功效；吃梨果有生津潤燥、清熱化痰，可治療消化不良。民間對其有「生者清六腑之熱，熟者滋五腑之陰」的說法。因此，生吃梨子能明顯解除上呼吸道感染患者所出現的喉嚨乾、癢、痛、音啞，及便祕尿赤等症狀。「梨膏糖」是聞名中外，以梨子加蜂蜜熬製而成，對患肺熱久咳症的病人有明顯療效。

此外，將梨子榨成梨汁，加澎大海、冬瓜子、冰糖少許煮飲，對天氣亢燥、體質火

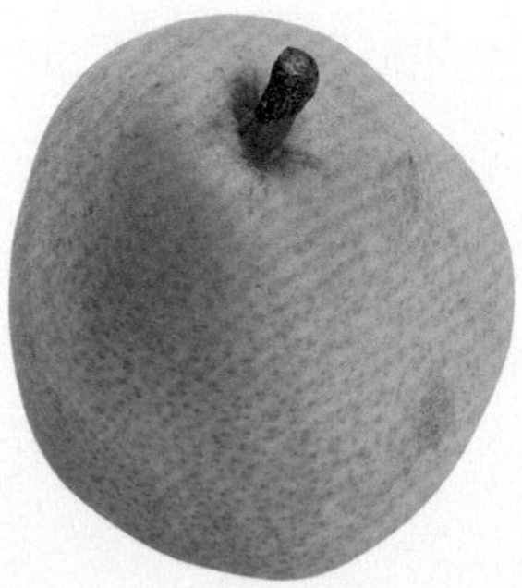

旺、喉炎乾澀、聲音不揚者，具有滋潤喉頭、補充津液的功效。冰糖蒸梨是我國傳統的食療補品，可以滋陰潤肺，止咳祛痰，對嗓子具有良好的潤澤保護作用。

增進食欲、改善頭暈目眩

梨子有較多醣類物質和多種維生素，易被人體吸收，增進食欲，對肝臟具有保護作用。梨子性涼並能清熱鎮靜，常食能使血壓恢復正常，改善頭暈目眩等症狀。

防癌抗癌

食用梨子能預防動脈粥樣硬化，抑制致癌物質亞硝胺的形成，從而防癌抗癌。

通便、助消化

梨子中的果膠含量很高，有助於消化、通利大便。梨籽含有木質素，是一種不可溶纖維，能在腸子中溶解，形成像膠質的薄膜，能在腸子中與膽固醇結合而排除。此外，梨子含有硼可以預防婦女骨質疏鬆症。硼充足時，記憶力、注意力、心智敏銳度會提高。

哪些人該多吃

咳嗽痰稠或無痰、喉嚨發癢乾疼者，慢性支氣管炎、肺結核患者，高血壓、心臟病、肝炎、肝硬化者，飲酒後或宿醉未醒者尤其適合；但慢性腸炎、胃寒病、糖尿病患者忌食生梨子。

養生 美味上菜

水梨蜂蜜湯

材料

水梨500公克、蜂蜜3小匙、水1000cc

作法

1 水梨洗淨，連皮切塊。

2 將水梨放入鍋中，加入水與蜂蜜一起熬煮成湯。

功效

治療喉痛、止咳潤燥。

食用小叮嚀

選購梨子應掌握兩個要點：第一，不同品種的梨子以果皮薄細，有光澤，果肉脆嫩，汁多香甜，果核小者為上品。第二，同品種的梨子以果形大小適中，果體勻稱，果皮光滑，無蟲眼、無外傷的為最好。另外，空腹吃梨子不好，因為它是涼性的，本來胃在餓了的時候是虛的，這時再受涼，就容易拉肚子，因此水果一般還是飯後半小時吃比較好。

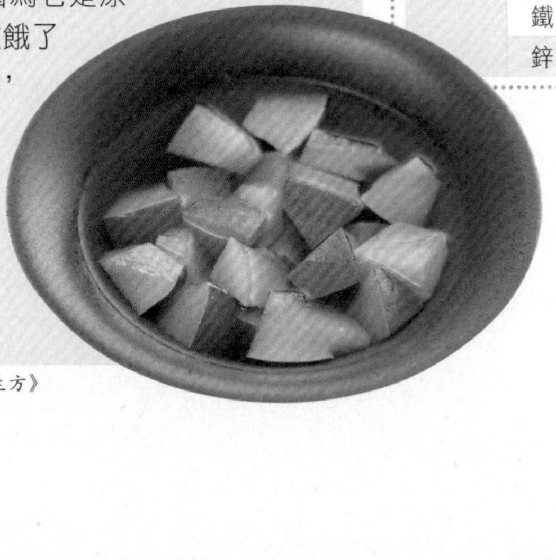

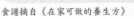

每100公克 梨子的營養成分

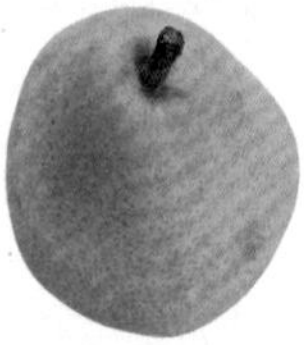

熱量		40仟卡
蛋白質		0.4公克
脂肪		0.3公克
碳水化合物		10.1公克
膳食纖維		1.6公克
膽固醇		0毫克
菸鹼酸		0.3毫克
維生素	A	0微克
	B_1	0.01毫克
	B_2	0.01毫克
	B_6	0毫克
	B_{12}	0微克
	C	5毫克
	E	0毫克
礦物質	鈉	12毫克
	鉀	110毫克
	鈣	3毫克
	鎂	5毫克
	磷	11毫克
	鐵	0.2毫克
	鋅	0.2毫克

食譜摘自《在家可做的養生方》

牛奶

（牛乳）

對牛奶的作用，中國傳統醫學早有認識，牛奶是牛之血液所化，其味甘，氣微寒無毒。甘寒能養血脈，滋潤五臟，補益人體，治療體虛瘦弱。唐代孫思邈在《千金要方》中就以黃牛乳一公升，以水四公升，煎取一公升，「治大病後不足，萬病虛勞」。宋代陳直認為「牛奶性平，補血脈，益心，長肌肉，令人身體康強，潤澤面目光，老不衰。故為人子者，常須供之以為常食。或為乳餅，或做斷乳等，恒使恣意，充足為度，此物勝肉遠矣。」從現代營養學的角度分析，牛奶是一種營養成分齊全，組成比例適宜，易消化吸收，營養價值高的食品。

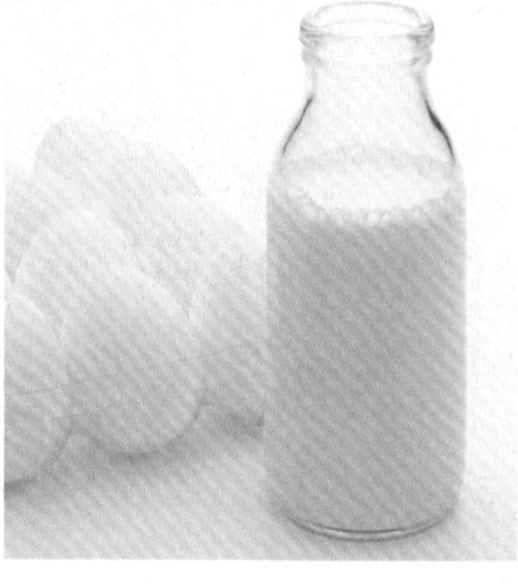

防癌抗癌

牛奶脂肪中含有少量特種脂肪酸——CLA脂肪酸，可預防血癌、乳腺癌、大腸癌、卵巢癌、CLA能清理人體細胞中的化學氧化物，從而降低細胞突變率，減少患癌機率。牛奶中的鈣素，能破壞大腸的致癌物質，將其分解為非致癌物質排出體外，常喝牛奶能預防結腸癌、直腸癌、胃癌。牛奶中豐富的蛋白質對潰瘍面有保護作用，可減少刺激性，牛奶還含有多種免疫球蛋白，能增強人體的抗病功能。每天喝一杯優酪乳能有效預防乳腺癌的發病率和死亡率。

預防腦中風、骨質疏鬆症

人在發生中風的時候，大腦中某部位血液流動情況受阻礙，導致溝通腦神經細胞的化學物質含量急劇增高，並造成過量無機礦物質鈣元素進入腦細胞，導致人死亡。而牛奶中所特有的吡咯並喹苯醌營養物質，能有效預防無機礦物質對神經元的傷害，發揮保護大腦的作用。老年人尿鈣排泄增加，而錳參與體內多種酶的活化作用，缺錳也會誘發骨質疏鬆症。雖然牛奶、雞蛋、肉類雖然錳含量較低，但利用率卻很高，優酪乳發酵後鈣和鐵形成了容易溶於水的乳酸鈣，利用率高，更適合老年人食用。

降膽固醇

牛奶中有種能抑制膽固醇聲成的成分——乳激酸，能使人體的血漿膽固醇降低。

預防高血壓

牛奶蛋白具有保護血管彈性、預防血管硬化和消除過量鈉的作用。牛奶對高血壓的病人降壓作用明顯，且與飲食密切相關。

預防腸道疾病

人體腸道記憶體在許多氨、吲哚、酚類、硫化氨、二甲胺等腐敗產物的細菌。對人體細胞有毒性作用，可誘發痢疾、便祕、鼓腸、腹痛，使人體神經系統過早衰老，若使用抗生素治療容易破壞人體腸道內的菌體平衡。若持續喝優酪乳能在人體腸道內乳酸菌大量繁殖，產生乳酸、醋酸、葡醛酸、抗生素類物質，從而降低腸道內PH值，抑制腸道內有害菌的繁殖，維持腸道平衡抑制有毒副作用的腐敗物產生，達到預防和治療的目的。

預防膽結石

牛奶具有刺激膽囊排空的作用，避免膽囊內小晶體的形成，膽結石主要由於飲食不當，膽囊炎或膽固醇代謝失調等原因，是膽汁排出不暢而在膽囊內沉積形成。

保護胃黏膜

牛奶中含有磷脂類的特殊化學物質，能在胃黏膜表面形成一個很厚的疏水層，可以抵禦酒精和各種外來因數對胃黏膜的侵蝕，保護胃黏膜酒精中毒。牛奶中含有鈣、半胱胺酸、維生素B_1、維生素B_2等物質，對酒精中的醛類化合物分解發揮催化劑作用，使其徹底分解並排出體外，減少人體各器官對酒精的吸收，有效保護腦、肝、腎、心臟。喝酒前最好能喝一杯牛奶保護胃黏膜，延緩酒精的吸收。

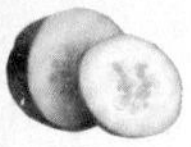

保護氣管

牛奶中含有維生素A，可保護氣管壁減少發炎的作用，維生素A有維持上皮組織幾器官黏膜的正常發育，牛奶中的維生素B_2是人體組織呼吸和氧化還原過程不可缺少的物質，可以分解菸草中的焦油、苯等容易致癌物質。

緩解疼經

牛奶中的鉀多，蜂蜜中的鎂多。每天晚上喝一杯加蜂蜜的牛奶能緩解疼經。鉀對神經傳導、血液凝固過程及人體細胞機能極為重要，能緩和情緒、抑制疼痛、預防感染、減少經期失血量；鎂能幫助大腦中神經衝動傳導、使具有神經激素作用的活性物質維持在正常水準。月經後期，鎂元素能發揮調節心理的作用，有助於身體放鬆，消除緊張心理、減輕壓力，還具有治療貧血的功效。

哪些人該多吃

脫脂奶適合老年人、血壓偏高者群；高鈣奶適合嚴重缺鈣者、小兒、老年人、易怒、失眠者及工作壓力大的女性；但缺鐵性貧血、乳糖酸缺乏症、膽囊炎、胰腺炎患者不宜飲用；且脾胃虛寒作瀉、痰濕積飲者慎服。

養生
美味上菜

法式牛奶甜米粥

材料

牛奶900cc、奶油50公克、白米50公克、檸檬皮適量

調味料

糖20公克、荳蔻粉適量

作法

1. 準備一個烤盅，在烤盅四周先塗抹一層奶油。
2. 把米洗淨後，瀝乾水分；其餘奶油切成小丁。
3. 把米、奶油、糖、牛奶與檸檬皮放進烤盅中，撒上荳蔻粉。
4. 烤箱預熱至150℃，將烤盅放入烤40分鐘後，以湯匙拌勻，再烤2小時即可。

功效

補體虛虧損、益肺胃、生津潤腸。

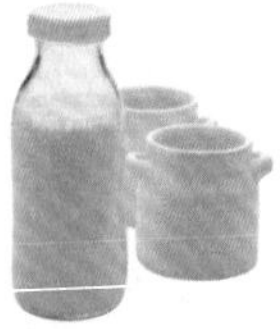

每100公克
牛奶的營養成分

熱量		63仟卡
蛋白質		3.1公克
脂肪		3.6公克
碳水化合物		4.8公克
膳食纖維		0公克
膽固醇		14毫克
菸鹼酸		0.1毫克
維生素	A	41微克
	B_1	0.03毫克
	B_2	0.18毫克
	B_6	0.02毫克
	B_{12}	0.13微克
	C	0毫克
	E	0.06毫克
礦物質	鈉	49毫克
	鉀	158毫克
	鈣	107毫克
	鎂	11毫克
	磷	89毫克
	鐵	0.1毫克
	鋅	0.5毫克

食用小叮嚀

牛奶有幾項禁忌：牛奶和韭菜或菠菜不能一起吃，不能和果汁一起吃，與橘子不能一起吃。此外牛奶中含有的離胺酸在加熱條件下能與果糖反應，生成有毒的果糖基離胺酸，有害於人體。因此鮮牛奶在煮沸時不要加糖，煮好牛奶等稍涼些後再加糖不遲。且牛奶含有豐富蛋白質和鈣，而巧公克力含有草酸，兩者同食會結合成不溶性草酸鈣，極大影響鈣的吸收。也有人喜歡以牛奶代替白開水服藥，其實，牛奶會明顯地影響人體對藥物的吸收。

椰子（越王頭）

在乾燥的秋季，一個椰子汁就能緩解你體內的饑渴。椰子的營養價值很高，椰肉中含有蛋白質、碳水化合物；椰油中含有醣類、維生素B_1、維生素B_2、維生素C等；椰汁含有的營養成分更多，比如果糖、葡萄糖、蔗糖、蛋白質、脂肪、維生素B、C及鈣、磷、鐵等微量元素及礦物質。由此可看出椰子是藥食兩用的佳品。

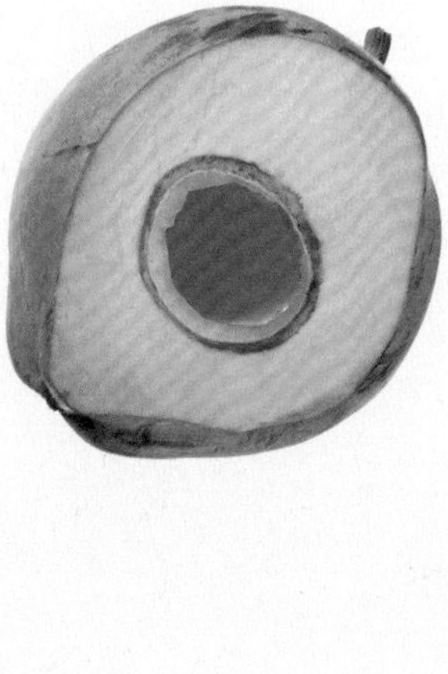

補充營養

椰子含有醣類、脂肪、蛋白質、維生素B群、維生素C，及微量元素鉀、鎂等，能夠有效地補充人體的營養成分，提高身體的抗病能力。

利尿消腫

椰汁含有豐富的鉀、鎂等礦物質，其成分與細胞內液相似，可矯治脫水和電解質紊亂，達到利尿消腫之效。

驅除體內寄生蟲

椰肉及椰汁均有殺滅腸道寄生蟲的作用，飲其汁或食其肉均可驅除薑片蟲和條蟲，用之於臨床，不僅療效可靠，且無毒副作用，是理想的殺蟲食品。

養顏美容

椰汁含醣類、脂肪、蛋白質、生長激素、維生素和大量身體必需的微量元素，經常飲用，能補充細胞內液，擴充血容量，滋潤皮膚，具有駐顏美容作用。

哪些人該多吃

凡大便清瀉者忌食椰肉，且體內熱盛者不宜常吃椰子，同時病毒性肝炎、脂肪肝、支氣管哮喘、高血壓、腦血管、胰腺炎、糖尿病等患者也應忌食。如果您長期夜睡，愛吃煎炸食物，容易發脾氣，口乾舌燥，屬於體內熱盛者，切記勿多吃椰子。

海南椰子船

養生 美味上菜

材料

圓糯米1000公克、椰子1顆、低脂鮮奶200cc

調味料

糖200公克

作法

1. 糯米洗淨，浸泡4小時後，瀝去水分，放晾備用。
2. 剝除椰子外衣及硬殼，取出肉瓢，在頂端切開小口留蓋，倒掉椰子水，將糯米填入椰盅內，同時加入糖及鮮椰汁，灌入鮮奶，以椰蓋封口以繩索綁緊，放進盛有清水的鍋中（勿使椰盅內水分滲出）加蓋，大火煮沸，然後以慢火煮約3至4小時，等糯米熟透脹滿後取出。
3. 待自然冷卻後，解開綁繩，以刀切開，擺盤即可。

功效

治療喉嚨痛、止咳潤躁。

食用小叮嚀

椰肉燉湯補益功效更加顯著。食用椰子學問很多；椰汁離椰殼味道則變，上午倒出的椰汁較甜，下午較淡。但記住體內熱盛者不宜常吃椰子。

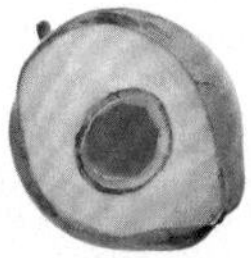

每100公克
椰子的營養成分

熱量		18仟卡
蛋白質		0.1公克
脂肪		0公克
碳水化合物		4.9公克
膳食纖維		0公克
膽固醇		0毫克
菸鹼酸		0.1毫克
維生素	A	0微克
	B_1	0毫克
	B_2	0毫克
	B_6	0毫克
	B_{12}	0微克
	C	1毫克
	E	0毫克
礦物質	鈉	7毫克
	鉀	190毫克
	鈣	21毫克
	鎂	4毫克
	磷	7毫克
	鐵	0毫克
	鋅	0.1毫克

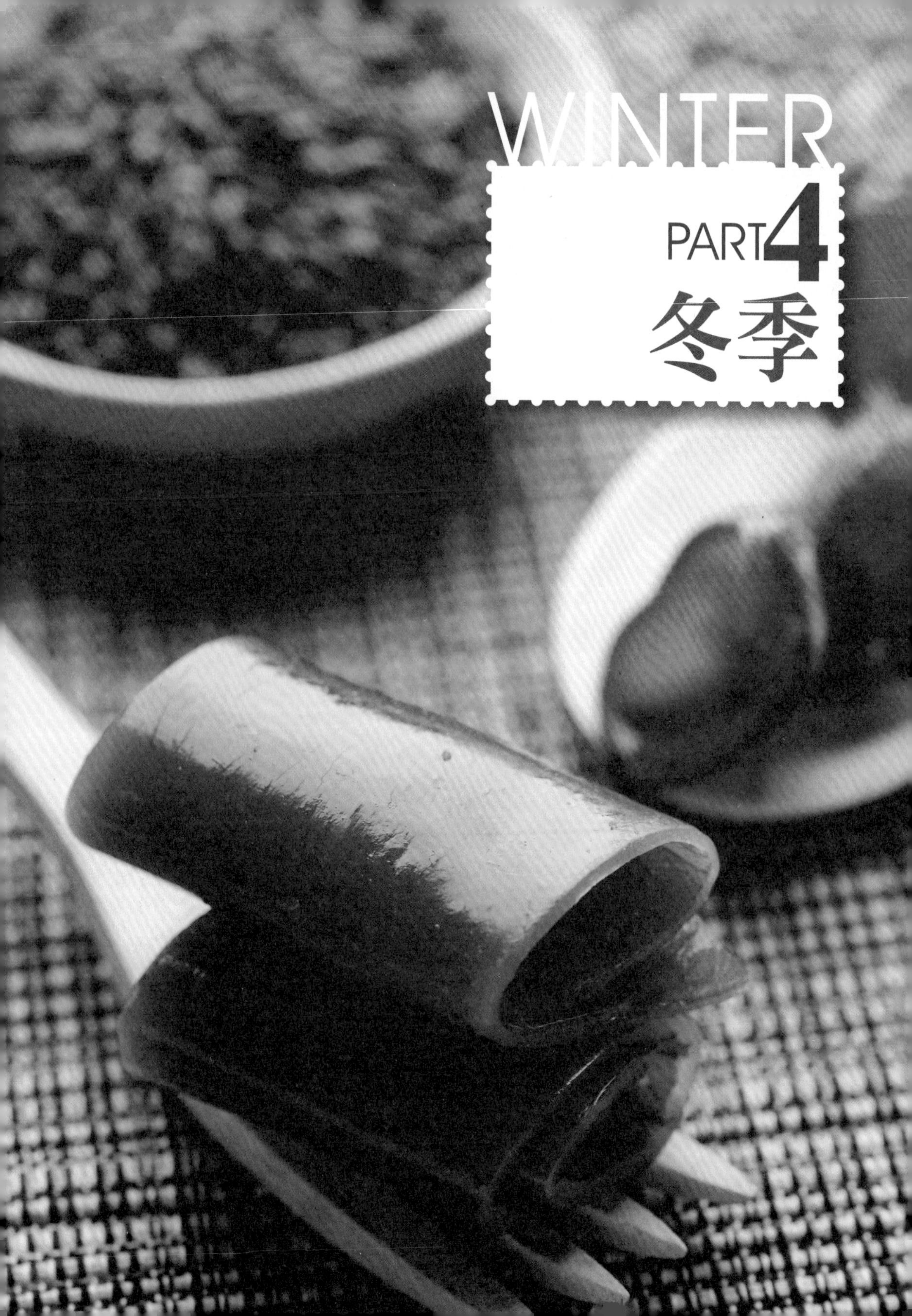

WINTER

PART 4

冬季

腎臟

黑色食物

冬天是封藏的季節。

冬天氣候寒冷而乾燥，人體必須封藏住體內的陽氣，才能抵禦外部的寒冷。

而傳統中醫經典《黃帝內經》中說：

「腎者，主蟄，封藏之本，精之處也，其充在骨。」

五行中黑色主水，入腎，因此，常食黑色食物更益補腎。

Black Fruits and Vegetables

冬季養腎，黑色食物是妙方

冬季腎臟養不好，不緊關係到冬季的健康，同時也關係到春季的健康。冬天是人體陽氣潛藏的時侯，而腎臟的主要功能就是「養藏」。在五行裡，黑色入腎，所以冬天吃一些黑色食物，就是養腎最簡單的作法。

冬天氣候寒冷，自然界像進入休眠狀態一樣，將自己閉藏起來。我們的身體也一樣，在冬天的時候也需要封藏。《黃帝內經》中說：腎是身體封藏之本，也就告訴我們在冬天這個封藏的季節，腎是最關鍵的臟器。中醫理論認為，寒與腎相應，最易耗傷腎的陽氣。腎的陽氣一傷，容易發生腰膝冷痛，易感風寒，夜尿頻多，陽萎遺精等疾病；腎陽氣虛又傷及腎陰，腎陰不足，則咽乾口燥，頭暈耳鳴等症狀隨之而生。

腎臟既要為維持冬季熱能支出而準備足夠的能量，又要為來年「春溫春生」積蓄力量，以提高肌體的防疫功能和抗病能力，減少疾病的發生和發展。如果冬天在保養腎臟方面做得不好，很有可能造成春天身體舒展的能力不足，引發肢體、筋脈方面的疾病。因此，冬季注意對腎臟的保養十分重要。

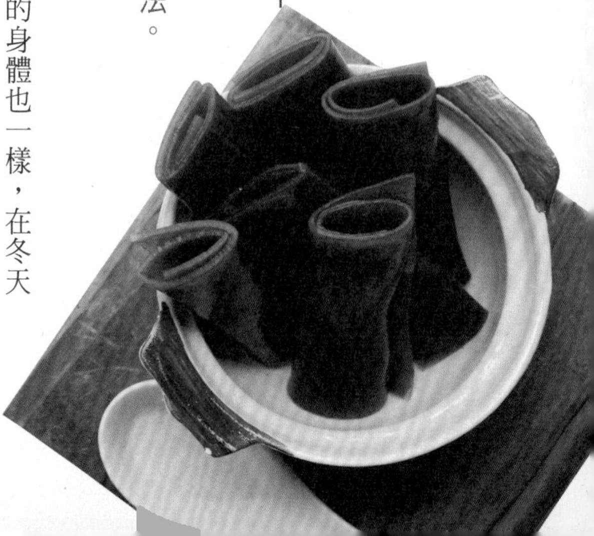

如果仔細研究「黑五類」的營養，就會發現，其中個個都是養腎的「好手」。米中的珍品——黑米，也被稱為「黑珍珠」，有開胃益中、滑澀補精、健脾暖肝、舒筋活血等功效；黑豆被古人譽為「腎之穀」，特別適合腎虛患者；有「營養倉庫」之稱的黑棗性溫味甘，有補腎養胃、補氣、補血的功能；核桃常用於腎虛腰痛、尿路結石等症；黑芝麻性平味甘，有補肝腎，潤五臟的作用，這五種食物一起熬粥，更是難得的養腎佳品。

除此之外，腎是黑色，腎中精氣為生命之源，與人體生長發育、抗病抗老，及提高免疫力、能力的強弱密切相關。多食黑色食物不但能延緩衰老，還能讓身體的免疫系統更加強壯。在冬季多吃一些黑色食物，不但能在當下保護好身體不被寒冷侵襲，也能保護好春天健康的源泉。

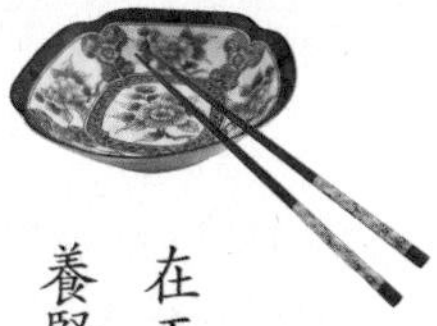

【食色知味】

在五味中，鹹味入腎，這是指鹹味的藥物或食物最容易作用於腎，鹹味適度可以養腎，過鹹則傷腎。一般成人每天吃六公克左右鹽已足夠，味過於鹹反而傷腎。中醫講「腎主骨生髓」，即人身的骨骼都與腎的功能相關，因此過鹹的東西會損壞骨頭。長期高鹽飲食還會導致心腦血管疾病、糖尿病、高血壓等。大約百分之八十的腎臟病病人，也是高血壓病人。而這種腎臟病合併高血壓病人，百分之八十是容量依賴型高血壓，即其體內鈉離子濃度過高。因此，所有的腎臟病病人都要低鹽飲食。

黑糯米【紫米】

黑糯米是一種藥、食兼用的大米，屬於糯米類。它外表墨黑，營養豐富，因此有「黑珍珠」和「世界米中之王」的美譽。黑糯米所含錳、鋅、銅等無機鹽大都比大米高一至三倍；更含有大米所缺乏的維生素C、葉綠素、花青素、胡蘿蔔素及強心甙等特殊成分，以黑糯米熬製的米粥清香油亮，軟嫩適口，具有很好的滋補作用，因此被稱為「補血米」、「長壽米」等。因此，我國民間有「逢黑必補」之說。

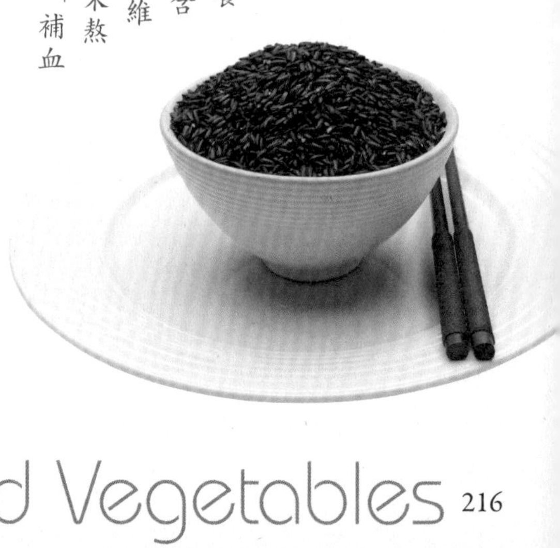

抗癌、抗過敏

黑糯米中含有黃酮、花青素、生物鹼、類固醇、強心甙、皂甙等生物活性物質，它們能夠提高身體非特異性免疫功能，增強人體的抗病及抗過敏能力；能維持血管的滲透壓力，減低血管的脆性，預防血管破裂；同時還有抗菌、抑制癌細胞生長的作用。

預防動脈硬化、補血

黑糯米中的黑色素屬於黃酮類化合物，它可以阻斷氧自由基在人體內的連鎖反應，減緩或改善輻射損傷、關節炎疾病，對預防動脈粥樣硬化有比較明顯效果。

黑糯米中含有一種叫紫黑糯米醇的物質，它可促進人體骨髓造血細胞增殖，從而增強血功能，對貧血有一定的預防作用。

抗衰老

黑糯米中含有的紫黑糯米醇，對絲裂原、刀豆凝集素引起的淋巴細胞增殖有一定的促進作用，從而增強免疫功能，預防早衰。

預防便祕

黑糯米中富含膳食纖維，可促進腸胃蠕動，縮短糞便在大腸中滯留的時間，減少致癌物質的生成及其與大腸壁接觸的機會，可預防便祕及大腸癌。

滋補強身

黑糯米富含蛋白質和多種胺基酸，常食用黑糯米對慢性病患者、恢復期病人、產婦、幼兒、身體虛弱者，都有顯著的滋補作用。

哪些人該多吃

黑糯米適於少年白髮、婦女產後虛弱、病後體虛及貧血、腎虛等人食用；但是大病後消化能力較弱者最好不要急於吃黑糯米來調養。

養生
美味上菜

黑糯米山楂粥

材料

黑糯米100公克、黨參15公克、山楂10公克

調味料

冰糖10公克

作法

1. 黑糯米淘洗乾淨，以冷水浸泡3小時，撈起、瀝乾水分。
2. 黨參洗淨、切片；山楂洗淨，去核切片。
3. 鍋內加入800cc冷水，放入黑糯米、山楂片、黨參片，以大火煮沸，然後轉小火煮45分鐘，待米粥熟爛，加入冰糖調味即可。

功效

補氣養血、保產育胎。

食用小叮嚀

黑糯米所含營養成分多聚集在黑色皮層，所以黑糯米不宜精加工，最好食用糙米或標準三等米，而且淘洗次數要少。另外，夏季以黑糯米煮粥時可以先將黑糯米以水浸泡一天，冬季浸泡兩天，吃起來的米口感最好，但要注意的是泡米的水要與米同煮，以保存營養成分。

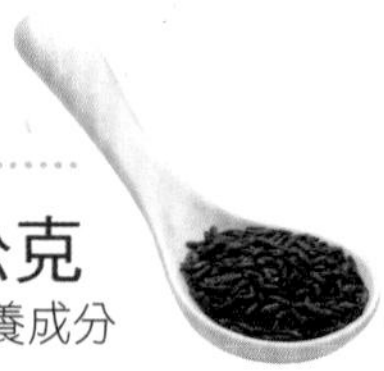

每100公克

黑糯米的營養成分

熱量		362仟卡
蛋白質		10.9公克
脂肪		3.6公克
碳水化合物		70.1公克
膳食纖維		3.8公克
膽固醇		0毫克
菸鹼酸		8.13毫克
維生素	A	1.9微克
	B_1	0.58毫克
	B_2	0.1毫克
	B_6	0.31毫克
	B_{12}	0微克
	C	10.3毫克
	E	1.48毫克
礦物質	鈉	0毫克
	鉀	309毫克
	鈣	6毫克
	鎂	137毫克
	磷	310毫克
	鐵	2.6毫克
	鋅	2.2毫克

黑芝麻（胡麻）

黑芝麻中的維生素E非常豐富，還含有芝麻素、花生酸、芝麻酚、油酸、棕櫚酸、硬脂酸、甾醇、卵磷脂、維生素A、B、D、E等營養物質。正因為黑芝麻含有如此豐富的營養，因而在養生保健方面，發揮了很大的作用。

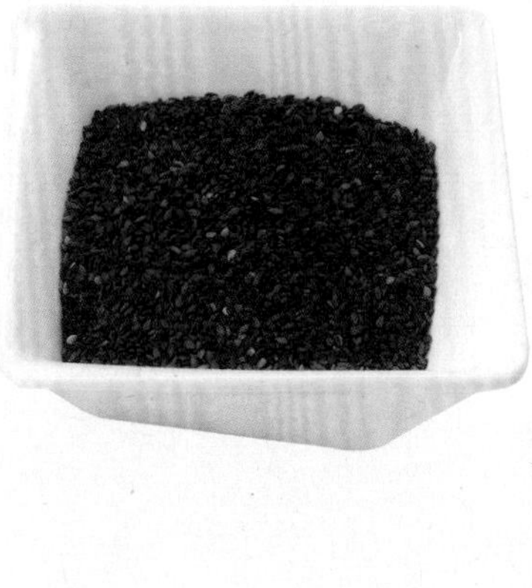

保護皮膚

常吃黑芝麻可使皮膚保持細緻和光滑。有習慣性便祕者，腸記憶體留的毒素會傷害人的肝臟，也會造成皮膚的粗糙。黑芝麻能滑腸、治療便祕，並具有滋潤皮膚的作用。洗澡時在洗掉皮膚污垢的同時，也會洗去肌膚表面的油脂。因脫去油脂而使皮膚顯得乾燥者，可多吃些黑芝麻，這樣可以使皮膚看起來鮮亮。黑芝麻中的維生素E，在護膚美膚中的作用更是不可忽視。它能促進人體對維生素A的利用，可與維生素C起協同作用，保護皮膚的健康，減少皮膚發生感染；對皮膚中的膠原纖維和彈力纖維有「滋潤」作用，從而改善、維護皮膚的彈性；促進皮膚內的血液循環，使皮膚得到充分的營養物質與水分。

烏髮美髮、醒腦明目

黑芝麻中的維生素E有助於頭皮內的血液循環，促進頭髮的生命力，對頭髮有滋潤作用，預防頭髮乾燥和脆弱。黑芝麻中富含的優質蛋白質、不飽和脂肪酸、鈣等營養物質均可養護頭髮，預防脫髮和白髮，使頭髮保持烏黑、亮麗。且由於黑芝麻具有益腦填髓的功效，所以對肝腎不足所致頭暈目眩、記憶力減退的老年人來說，也極有益處。

防病治病

常吃黑芝麻可預防高血壓、動脈硬化、高血脂、神經衰弱、貧血、早年白髮、末梢神經炎等病症。另外，黑芝麻不僅能促進毛細血管的增生改善血液循環，抑制過氧脂質沉澱在血管上形成血栓，預防動脈粥樣硬化的發生，而且還可以延緩細胞衰老，使人精力充沛，耐力持久。

哪些人該多吃

適宜肝腎不足所致的眩暈、眼花、視物不清、腰酸腿軟、耳鳴耳聾、頭髮早白之人、婦女產後乳汁缺乏者、身體虛弱、貧血、高脂血、高血壓、老年哮喘、肺結核、蕁麻疹，及習慣性便祕者食用；且糖尿病、血小板減少性紫癨、慢性神經炎、末梢神經麻痺、痔瘡及出血性素質者亦適宜；但患有慢性腸炎、腹瀉者忌食；此外，根據前人經驗，男子陽痿、遺精者忌食。

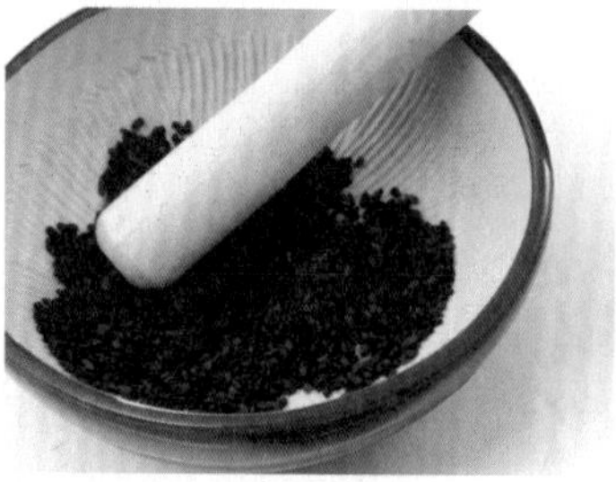

養生
美味上菜

黑芝麻煲飴糖

材料

黑芝麻60公克、枸杞30公克、生地黃30公克

調味料

麥芽糖30公克

作法

1 將黑芝麻碾研成芝麻粉，以清水潤濕。

2 將枸杞、生地黃分別以清水洗淨，放入鍋內，加500cc水，以小火煮1小時，去渣備用。

3 將黑芝麻粉加入湯內攪勻，以小火煮沸片刻，加入麥芽糖調味，待糖溶化，即可食用。

功效 補肝腎、生津潤腸、潤膚護髮、抗老祛斑、明目通乳。

食用小叮嚀

購買黑芝麻時一定要慎重，最好以一點水放在手心，輕輕地搓揉，手上留下異樣的顏色就可能是染過色的。由於黑白芝麻之間存在差價，一些人將白芝麻染成黑芝麻牟利。真正的黑芝麻呈深灰色，不會黑得發亮，更不會掉色。

每100公克

黑芝麻的營養成分

熱量		545仟卡
蛋白質		18.1公克
脂肪		47.2公克
碳水化合物		21.6公克
膳食纖維		16.8公克
膽固醇		0毫克
菸鹼酸		5.1毫克
維生素	A	0微克
	B_1	0.84毫克
	B_2	0.25毫克
	B_6	0.56毫克
	B_{12}	0微克
	C	1.2毫克
	E	2.08毫克
礦物質	鈉	4毫克
	鉀	527毫克
	鈣	1456毫克
	鎂	318毫克
	磷	531毫克
	鐵	24.5毫克
	鋅	2.5毫克

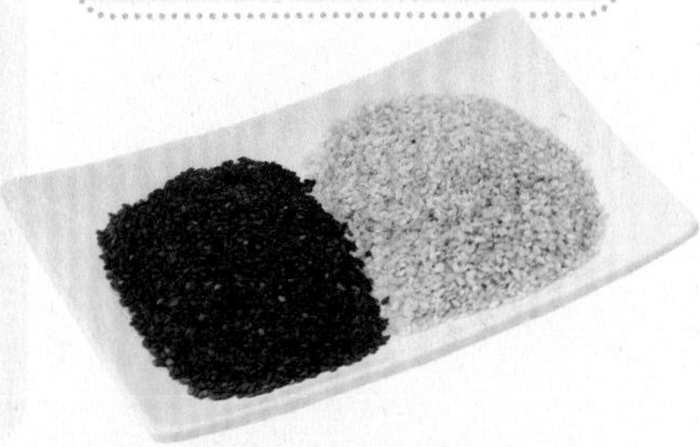

黑木耳〔雲耳〕

新鮮的木耳呈膠質片狀、半透明，側生在樹木上，耳片直徑5至10公分，富有彈性，腹面平滑下凹，邊緣略上卷，背面凸起，並有極細的絨毛，呈黑褐色或茶褐色。乾燥後收縮為角質狀，硬而脆性，背面暗灰色或灰白色；入水後膨脹，可恢復原狀，柔軟而半透明，表面附有滑潤的黏液。質地柔軟，味道鮮美，營養豐富，可素可葷，不但為菜餚大添風采，而且能養血駐顏，祛病延年。現代營養學家盛讚黑木耳為「素中之葷」，其營養價值可與動物性食物相媲美。

美容補血

黑木耳中鐵的含量極為豐富，常吃木耳能養血駐顏，令人肌膚紅潤，容光煥發，並可預防缺鐵性貧血。

預防心血管疾病

黑木耳含有維生素K，能減少血液凝塊，預防血栓症的發生，有預防動脈粥樣硬化和冠心病的作用。

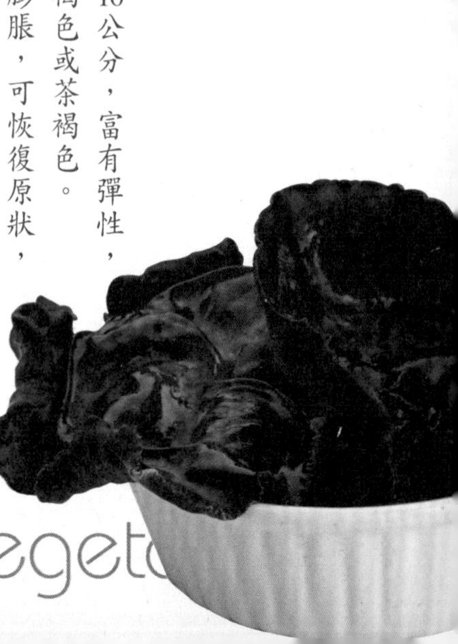

保護腸胃

黑木耳中的膠質可把殘留在人體消化系統內的灰塵、雜質吸附集中起來排出體外，從而發揮清胃滌腸的作用。

預防膽結石

黑木耳對膽結石、腎結石等內源性異物有比較顯著的化解功能。

消除身體異物

它還有幫助消化纖維類物質功能，對無意中吃下難以消化的頭髮、穀殼、木渣、沙子、金屬屑等異物有溶解與氧化作用，因此，它是礦山、化工和紡織工人不可缺少的保健食品。

強化免疫力

黑木耳含有抗腫瘤活性物質，能增強身體免疫力，經常食用可抗癌防癌。

哪些人該多吃

適合心腦血管疾病、結石症患者食用，特別適合缺鐵者士、礦工、冶金工人、紡織工、理髮師食用；有出血性疾病、腹瀉者者應不食或少食；孕婦也不宜多吃。

養生
美味上菜

腐竹銀芽黑木耳

材料

黑木耳100公克、腐竹150公克、綠豆芽100公克、黃豆芽湯100cc

調味料

A 花生油4小匙、鹽1小匙、香油1小匙

B 太白粉1大匙、水20cc

作法

1. 腐竹放在調理盆內，倒入開水蓋緊，浸泡至無硬心時撈出，切成3至4公分長段。
2. 綠豆芽洗淨，放入沸水內汆燙，撈出、瀝出水分；黑木耳洗淨，撕成小朵，在沸水中過一下再撈出。
3. 熱鍋放入花生油燒熱，放入綠豆芽、黑木耳煸炒幾下，加入黃豆芽湯、鹽，倒入腐竹，以小火慢燒3分鐘，轉大火收汁，以調勻的調味料**B**勾芡，再淋上香油，盛盤即成。

功效 補氣養血、保產育胎。

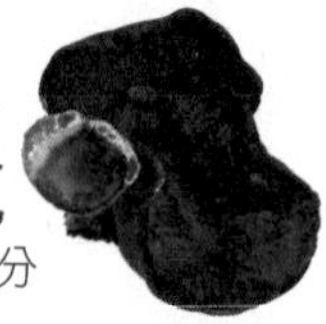

每100公克
黑木耳的營養成分

熱量		35仟卡
蛋白質		0.9公克
脂肪		0.3公克
碳水化合物		7.7公克
膳食纖維		6.5公克
膽固醇		0毫克
菸鹼酸		0.5毫克
維生素	A	0微克
	B_1	0毫克
	B_2	0.05毫克
	B_6	0毫克
	B_{12}	0微克
	C	0毫克
	E	0毫克
礦物質	鈉	28毫克
	鉀	40毫克
	鈣	33毫克
	鎂	15毫克
	磷	17毫克
	鐵	1.1毫克
	鋅	0.1毫克

食用小叮嚀

木耳是許多料理中的配料，食用作法很多，葷素皆宜，炒菜、燴菜、做湯等輔以木耳，味道極為鮮美。清洗時，可在溫水中放入木耳，再放入鹽，浸泡半小時，可讓木耳快速變軟；此外，溫水中放入木耳，然後再加入兩匙麵粉，之後再進行攪拌，可去除木耳上細小雜質和殘留的沙粒。

海帶【昆布】

海帶含有碘、鐵、鈣、蛋白質、脂肪及澱粉、甘露醇、胡蘿蔔素、維生素B_1、B_2、尼克酸、褐藻胺酸和其他礦物質等人體所需要的營養成分，是一種經濟實惠的副食。它的含碘量達〇・三至〇・五百分比，而碘是人體內調節甲狀腺功能的必需品。

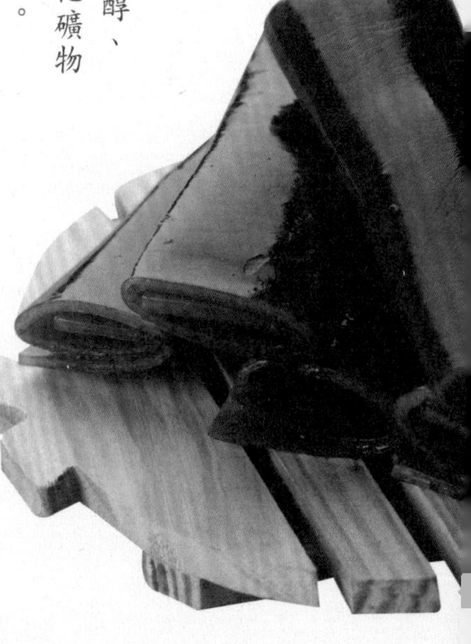

防腎病

海帶表面有一種白色粉末，略帶甜味，叫甘露醇。甘露醇在海帶裡含量高達百分之一七，具有良好的利尿作用，可治療腎功能衰竭、藥物中毒、腎病發生的浮腫等。另外，海帶中還含有一種叫藻酸的物質，這種物質能使人體中過多的鹽排出體外，不僅對高血壓患者有好處，對腎病也有獨特的預防作用。

補充碘質

成年人缺碘會引起甲狀腺腫大，兒童缺碘則會影響大腦和性器官的發育。在所有的食品中，海帶的含碘量最高，這種碘化物被人體吸收後，能使病態組織崩潰和溶解。碘化物可以預防甲狀腺腫大，抑制甲狀腺機能亢進。經常吃些海帶，對預防地方性甲狀腺腫大有特殊功效。此外，對淋巴結核、腳氣浮腫、消化不良、皮膚潰瘍等疾病，也有較好的治療效果。

促進新陳代謝

每一百公克乾海帶含尼克酸一・六公克，比大白菜、洋白菜、芹菜高五倍多，比蓮藕、胡蘿蔔高八倍。一般成年人日需尼克酸量為十七毫克，尼克酸有助於人體的新陳代謝。

降血壓

海帶能有效地降低顱內壓、眼內壓、減輕腦水腫。取浸泡海帶的水適量，直接給高血壓病人口服，血壓在十分鐘之內即可降低。

預防心血管疾病

由於海帶中所含的多種礦物質和微量元素及維生素的綜合作用，在進食肉類食物時摻些海帶，會使脂肪在人體內的蓄積趨於皮下和肌肉組織，減少在心臟、血管和腸膜上積存，有效預防心臟病、高血壓、血管硬化和脂肪過多等症。

保護骨骼

海帶含氯化鈉較少，含鈣較多。吃海帶有增鈣排鈉的作用。

保護腸道、排毒

海帶中粗纖維多，在人體腸道中好比是「清道夫」，能及時清除腸道內廢物和毒素，可以有效預防直腸癌和便祕的發生。

哪些人該多吃

適宜甲狀腺腫大、高血壓、高血脂、冠心病、糖尿病、動脈硬化、骨質疏鬆、營養不良性貧血及頭髮稀疏者可多食；尤宜精力不足、缺碘人、氣血不足及肝硬化腹水，和神經衰弱者食用；但脾胃虛寒者慎食，甲狀腺機能亢進中碘過剩型的病人要忌食；以及孕婦與哺乳中媽媽不可過量食用海帶。

養生
美味上菜

冬瓜海帶湯

材料
冬瓜200公克、海帶200公克

調味料
植物油1小匙、鹽1小匙

作法
1. 將冬瓜洗淨、去皮、切塊。
2. 海帶以水泡40分鐘取出，切絲。
3. 熱鍋加油燒熱，倒入冬瓜和海帶，以中火翻炒2分鐘。
4. 取出冬瓜、海帶，連同800cc水，放入蒸鍋裡，以大火燒8分鐘，加鹽調味即可。

功效
清熱化痰、祛濕止癢。

食用小叮嚀
吃海帶後不要馬上喝茶，也不要立刻吃酸澀的水果。因為茶中含有鞣酸，酸澀口味的水果含有植物酸，而海帶中含有豐富的鐵，以上兩種食物都會阻礙體內鐵的吸收。

每100公克
海帶的營養成分

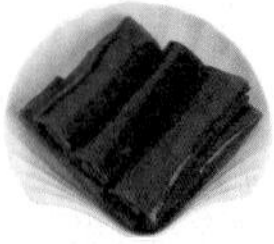

熱量		16仟卡
蛋白質		0.7公克
脂肪		0.2公克
碳水化合物		3.3公克
膳食纖維		3公克
膽固醇		0毫克
菸鹼酸		0.4毫克
維生素	A	37.5微克
	B_1	0毫克
	B_2	0毫克
	B_6	0毫克
	B_{12}	0微克
	C	0毫克
	E	0毫克
礦物質	鈉	606毫克
	鉀	11毫克
	鈣	87毫克
	鎂	14毫克
	磷	8毫克
	鐵	0.2毫克
	鋅	0.1毫克

海苔〔紫菜〕

海苔常常被以來做壽司和湯料，味道不但鮮美，營養價值更是豐富。海苔中含量最多的是碳水化合物和蛋白質，僅這兩種成分就占了七成。此外，海苔中還含有微量的脂質和百分之十左右的礦物質。礦物質是我們的身體必不可少的重要營養成分之一，海苔比陸地上的蔬菜含有更多的鈣、鎂、鐵、鋅、錳等礦物質。更令人驚奇的是海苔還富含維生素A、B_1、B_2、B_6、B_{12}、C、E、尼公克酸及膽鹼。如此豐富的營養含量，也賦予了海苔不平凡的養生功效。

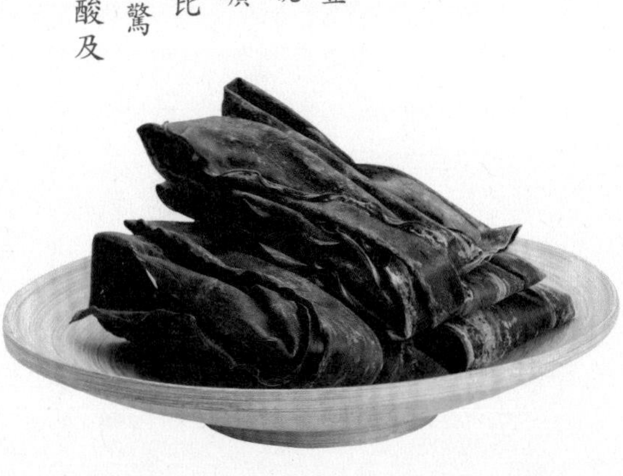

排毒

海苔富含非常豐富的食物纖維，能預防便祕、痔瘡，還能使膽固醇的代謝正常化，預防血液中的膽固醇含量上升，對糖尿病和腸癌有預防作用。多吃食物纖維可有效預防腸癌。同時，由於硬纖維質食品必須經過很好的咀嚼才能消化，所以能促進唾液、胃液、腸液的分泌，間接發揮預防腸胃疾病的作用。另外，海苔含的食物纖維比蔬菜中所含的要柔軟，對胃壁、腸壁沒有傷害，並且能發揮穩定的胃腸調理作用。這種食物纖維還能促成腸內維生素的合成，除去腸內的有害金屬和胺類。

降低膽固醇

海苔富含蛋白質，其中的蛋白質含量媲美黃豆，甚至比黃豆更豐富。在眾多的營養成分中蛋白質是最重要的成分之，身體的各個部分比如肌肉、血液、皮膚、指甲都是由蛋白質構成的。海苔中含有如此多的蛋白質尤能降低血液中的膽固醇，是適合很多人的食品。

提高免疫力

富含膽鹼鈣和鐵，能增強記憶、治療貧血、促進骨骼，及牙齒的生長和保健；含有一定量的甘露醇，可作為治療水腫的輔助食品；海苔所含的多醣具有明顯增強細胞和體液免疫功能，可促進淋巴細胞轉化，提高身體的抵抗力。

哪些人該多吃

尤其適合甲狀腺腫大、水腫、慢性支氣管炎、咳嗽、淋病、腳氣、高血壓、肺病初期、心血管病和各類腫塊、增生的患者更宜食用；但消化功能不好、脾虛者少食，可致腹瀉；且腹痛便稀薄者禁食；乳腺小葉增生及各類腫瘤患者也不宜食用。

養生
美味上菜

韓式海苔卷

材料

海苔1大張、米飯1碗、黃瓜1條、素火腿100公克

調味料

白醋少許、沙拉醬適量

作法

1. 海苔放在竹簾上；米飯加醋拌勻，均勻地鋪在海苔上，用力壓平，厚度約為0.5公分。
2. 洗淨黃瓜、素火腿切成長細條，放在鋪好的米飯上。（盡量平鋪）
3. 用力握緊竹簾，捲起米飯，稍壓定型，攤開竹簾。
4. 取出飯卷，以刀切成適宜大小（每切一下注意刀過一下冷水，才不會黏刀）。
5. 在海苔卷的朝上的一頭，塗上適量的沙拉醬即可。

功效 化痰軟堅、清熱利水、補腎養心。

每100公克
海苔的營養成分

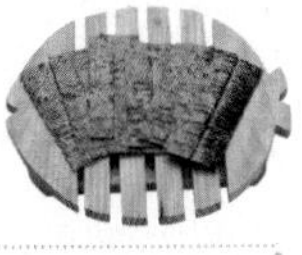

熱量		229仟卡
蛋白質		27.1公克
脂肪		微量公克
碳水化合物		40.5公克
膳食纖維		11.7公克
膽固醇		0毫克
菸鹼酸		3.2毫克
維生素	A	42.3微克
	B_1	0.42毫克
	B_2	0.4毫克
	B_6	0.5毫克
	B_{12}	0微克
	C	0毫克
	E	3.66毫克
礦物質	鈉	2132毫克
	鉀	3054毫克
	鈣	183毫克
	鎂	181毫克
	磷	382毫克
	鐵	90.4毫克
	鋅	4.4毫克

食用小叮嚀

海苔食用方便，味道鮮美，是備受喜愛的食品，但不能過量食用，成年人每天食用海苔最多不能超過七、八片，如果長期過量食用，將會因為吸收過多的碘而導致甲狀腺亢進。

黑豆〔烏豆〕

黑豆富含營養，與黃豆相比，含有更多花青素、維他命及皂苷。又因為富含大豆異黃酮、多酚，以水分的方式來攝取這些成分，身體能更有效的吸收。維持每天的健康、美麗。

補充營養、清除自由基

含有豐富的蛋白質、維生素、礦物質，有利水祛風之功效。黑豆皮為黑色，含有花青素，是很好的抗氧化劑來源，能清除體內自由基，抗病防病。

促進新陳代謝、解毒

黑豆富含植物性蛋白及為維生素A、B、C等，可解藥品之毒。而黑豆中的卵磷脂及多種酵素也可淨化血液、消除浮腫。

此外，黑豆皮含有的天冬素，可促進體內新陳代謝，同時還有預防呼吸系統疾病的功效。

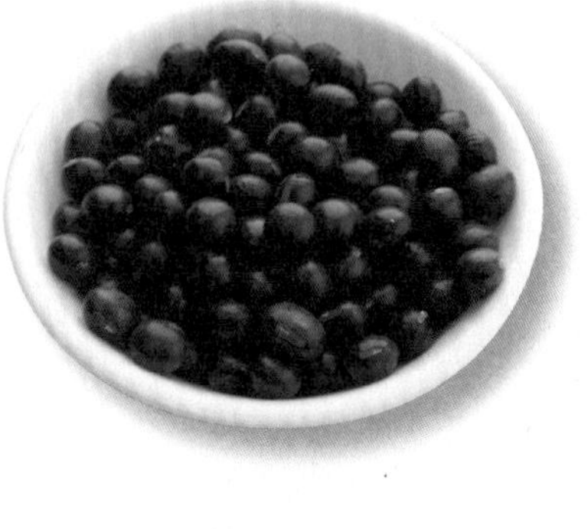

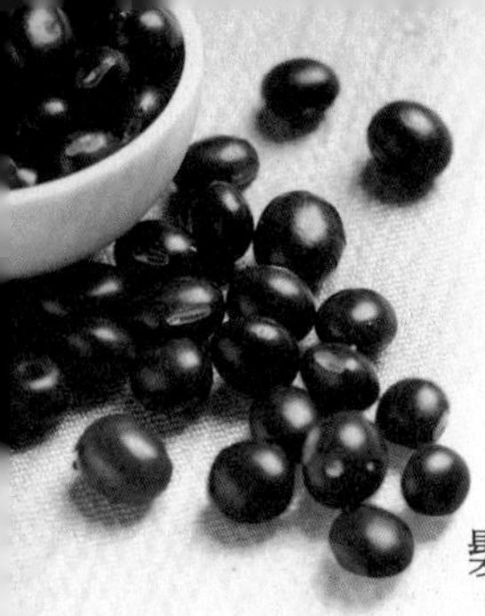

抗老化

黑豆中微量元素如鋅、銅、鎂、鉬、硒、氟等的含量都很高，而這些微量元素對延緩人體衰老、降低血液黏稠度等非常重要；所含的卵磷脂可以健腦益智，防止大腦老化；豐富的維生素E可以讓身體保持青春活力。

美容瘦身

黑豆中百分之一九是油脂，為不飽和脂肪酸，可降低血中膽固醇；其皂甙有抑制脂肪吸收，促進其分解的作用，從而預防動脈硬化。因此常吃黑豆，其抗氧化及養顏美容的效果極佳，可以延緩老化，增加腸胃蠕動，幫助代謝改善體型，預防肥胖等作用。

明目護髮

黑豆可以改善長期使用電腦，過度使用視力而產生的眼睛疲勞；多食用黑豆可以生烏髮、防止掉髮。

哪些人該多吃

適宜脾虛水腫、腳氣浮腫者、體虛之人及小兒盜汗、自汗，尤其是熱病後出虛汗者食用；適宜老人腎虛耳聾、小兒夜間遺尿者食用；適宜妊娠腰痛或腰膝痠軟、白帶頻多、產後中風、四肢麻痺者食用；但小兒不宜多食。

法制黑豆

養生
美味上菜

材料

A 黑豆500公克

B 山茱萸10公克、茯苓10公克、當歸10公克、桑葚10公克、熟地黃10公克、補骨脂10公克、菟絲子10公克、旱蓮草10公克、五味子10公克、枸杞10公克、地骨皮10公克、黑芝麻10公克

調味料

鹽2小匙

作法

1. 將黑豆以溫水浸泡30分鐘。
2. 將材料**B**一同裝入紗布袋中，紮好袋口置於鍋中加水煎煮，每30分鐘取汁1次，共取4次。
3. 將4次煎取的中藥汁合併混勻置於鍋中，放入黑豆、鹽，先以大火煮沸，改以小火煎至汁液乾涸。
4. 然後將黑豆曬乾，裝入消毒過罐中即可。

功效 補腎益精、強筋壯骨。

食用小叮嚀

黑豆比較不容易消化，需煮熟食用，容易腹脹或消化不良者忌食。

每100公克 黑豆的營養成分

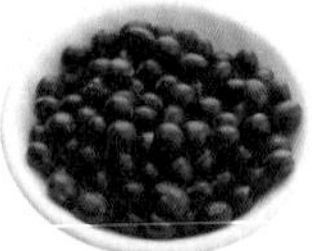

熱量		371仟卡
蛋白質		34.6公克
脂肪		11.6公克
碳水化合物		37.7公克
膳食纖維		18.2公克
膽固醇		0毫克
菸鹼酸		1.99毫克
維生素	A	341.4微克
	B_1	0.65毫克
	B_2	0.18毫克
	B_6	0.67毫克
	B_{12}	0微克
	C	0毫克
	E	2.1毫克
礦物質	鈉	3毫克
	鉀	1639毫克
	鈣	178毫克
	鎂	231毫克
	磷	423毫克
	鐵	4.3毫克
	鋅	1.5毫克

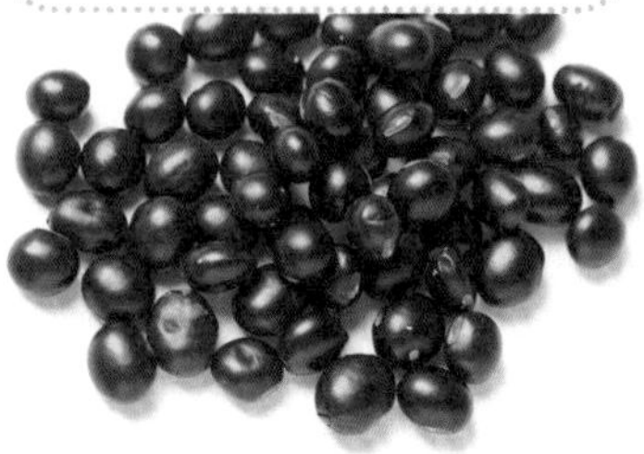

蕎麥〔烏蕎〕

蕎麥又叫烏麥、花麥、三角麥。它的營養價值較高，國際食品營養研究證實，蕎麥是澱粉糧食中營養最豐富的糧種。蕎麥麵粉除含有蛋白質、脂肪、澱粉外，還含有鈣、磷、鐵、檸檬酸、草酸、維生素B_1、B_2、C、E等多種人體所必需的營養成分。它的蛋白質營養效價指數達八十至九十（小麥為五十九，大米為七十），所含脂肪為不飽和的油酸和亞油酸，是理想的保健食物。

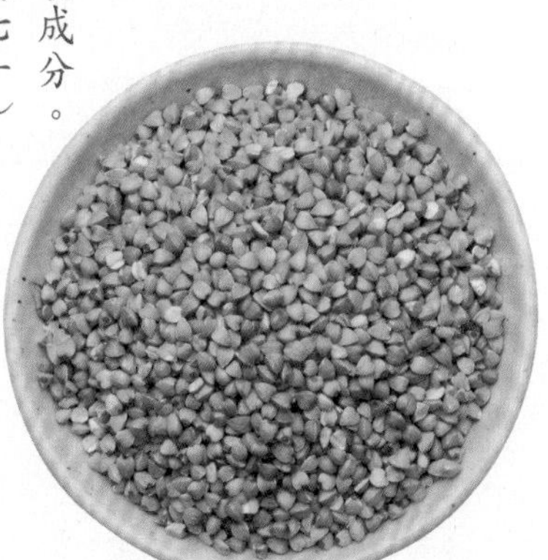

增加營養

蕎麥蛋白質中含有豐富的離胺酸成分，鐵、錳、鋅等微量元素比一般穀物豐富，而且含有豐富膳食纖維，具有很好的營養保健作用。

預防心血管疾病

蕎麥含有豐富的維生素E和可溶性膳食纖維，還含有菸鹼酸和蘆丁，蘆丁具有降低人體血脂和膽固醇、軟化血管、保護視力和預防腦血管出血的作用。此外，蕎麥含有豐富的鎂，能促進人體纖維蛋白溶解，使血管擴張，抑制凝血塊的形成，具有抗栓塞的作用。

促進新陳代謝、解毒

蕎麥含有的菸鹼酸成分能促進身體的新陳代謝，幫助體內循環，增強解毒能力，可以去除體內廢物，還具有擴張小血管和降低血液膽固醇的作用。

消炎、降血糖

蕎麥中的某些黃酮成分還具有抗菌、消炎、止咳、平喘、祛痰的作用，因此，蕎麥有「消炎糧食」的美稱，這些成分還具有降低血糖的功效。

哪些人該多吃

適宜食欲不振、腸胃積滯、慢性泄瀉之人食用；也適宜出黃汗之人，和夏季痧症者、糖尿病人可以多食；但脾胃虛寒、消化功能不佳、經常腹瀉者、體質敏感之人不宜食用。

蕎麥菜卷

養生 美味上菜

材料

蕎麥麵粉600公克、雞蛋6個、馬鈴薯絲100公克、青辣椒絲50公克、酸菜100公克、乾辣椒1條

調味料

鹽3小匙、植物油3小匙、白醋1小匙

作法

1. 雞蛋打散；乾辣椒洗淨去蒂，切絲。
2. 將麵粉、水600cc、蛋汁、鹽1小匙放入調理盆攪拌成糊；熱平底鍋，以油擦鍋底燒熱，舀一勺蕎麥麵糊入平底鍋中，抹平，待顏色變金黃後翻面，兩面烙熟即成蕎麥餅。
3. 熱鍋加油1小匙燒熱，放入一半的乾辣椒以中火炒香，倒入馬鈴薯絲、青辣椒絲翻炒至八分熟時，調入鹽1小匙、白醋翻炒，備用。
4. 鍋內再加油1小匙，放入另一半的乾辣椒炒香，倒入酸菜，煸炒乾水分後，調入鹽1小匙，翻炒均勻即可。
5. 將烙好的蕎麥餅改刀成10公分的正方形，放入炒好的馬鈴薯絲、酸菜，捲起裝盤即可。

功效 防動脈硬化、改善高血壓症、預防腦血管疾病。

每100公克

蕎麥的營養成分

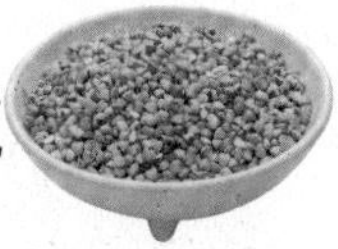

熱量		366仟卡
蛋白質		11.6公克
脂肪		3.2公克
碳水化合物		71.4公克
膳食纖維		3.5公克
膽固醇		0毫克
菸鹼酸		4.11毫克
維生素	A	1.6微克
	B_1	0.5毫克
	B_2	0.13毫克
	B_6	0.43毫克
	B_{12}	0微克
	C	9.9毫克
	E	1.43毫克
礦物質	鈉	0毫克
	鉀	420毫克
	鈣	6毫克
	鎂	161毫克
	磷	305毫克
	鐵	2.7毫克
	鋅	1.5毫克

食用小叮嚀

蕎麥粉煮開的時間宜短，要做得鬆軟易食用。湯汁裡因為溶有蘆丁和蛋白質，所以最好把湯也喝掉。蕎麥一次不可食用太多，否則易造成消化不良。

悅讀健康！ 養沛文化館

Elegantbooks

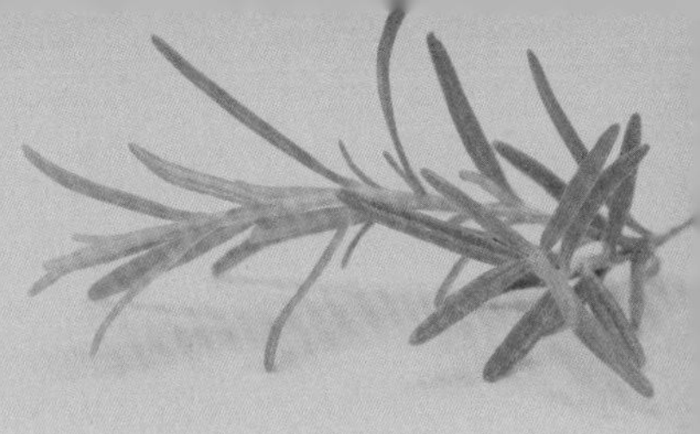

SMART LIVING養身健康觀69

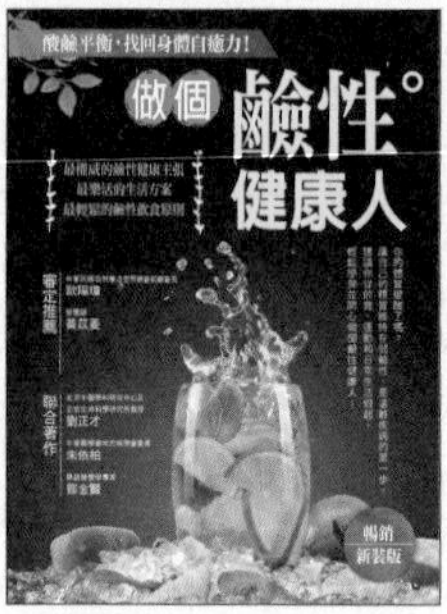

做個鹼性健康人【暢銷新裝版】

作者：劉正才．朱依柏．鄒金賢

日趨精緻的飲食文化，讓味蕾變得挑剔，尋求美味的同時，你一定不會發現，你的體質正悄悄地酸化……讓自己的體質維持在弱鹼性，是遠離疾病的第一步。本書提供微鹼食物、及生機飲食，搭配運動和日常生活下手，讓你輕鬆做個鹼性健康人！

定價：224元

規格：17×23公分．240頁．套色

SMART LIVING養身健康觀77

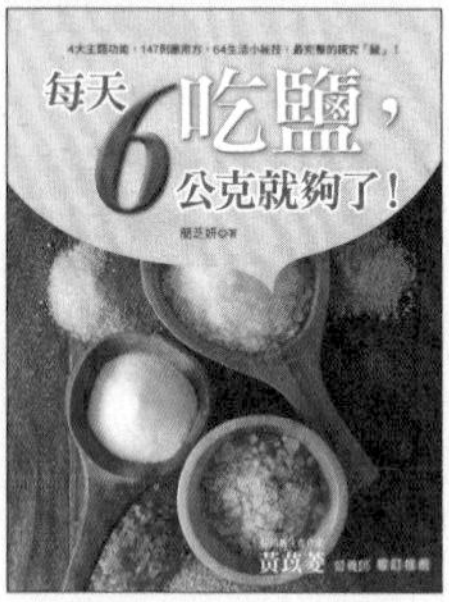

吃鹽，每天6公克就夠了！

作者：簡芝妍

鹽就像是一個百變的魔術師，與我們的生活密不可分。只可惜一般人對於鹽的認知，大多停留在調味料的角色。本書帶你一起探索鹽的奇妙世界，從飲食保健、美容醫療、生活智慧、家庭清潔到廚房管理，把鹽當作生活的好幫手，活用身邊唾手可得的天然鹽！

定價：280元

規格：17×23cm．224頁．彩色

SMART LIVING養身健康觀81

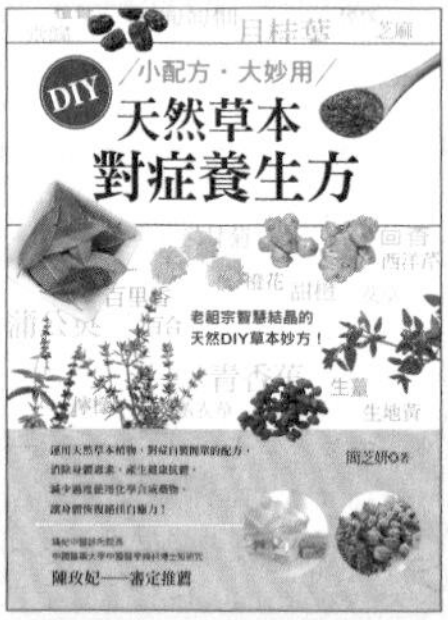

小配方．大妙用：DIY天然草本對症養生方

作者： 簡芝妍／審定：陳玟妃

本書將日常中常遇到的小問題，如面皰、疹子、腸胃不舒服、頭痛、感冒及女性常見的症狀……巧妙使用最天然的草本植物精油，對症搭配適合的花草茶飲、精油按摩、中醫穴位按摩、草本外敷方、藥浴泡澡等可以DIY的配方，是厭煩化學合成藥物的現代人，進一步追求大自然的天然養生方式。

定價：300元

規格：17×23 cm．256頁．全彩

SMART LIVING養身健康觀82

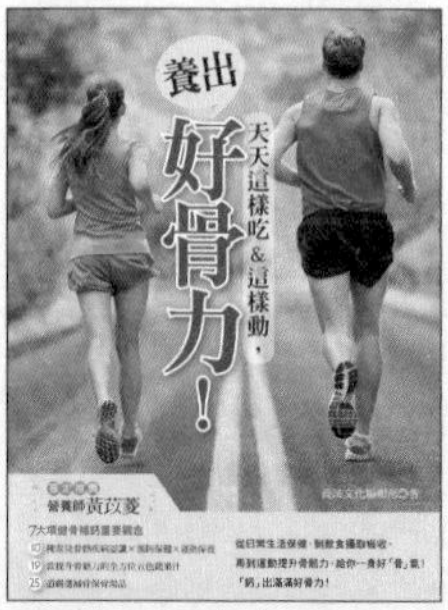

天天這樣吃&這樣動，養出好骨力！

作者： 養沛文化編輯部

本書透過認識「架」起一身健康的骨骼，從骨骼的架構、組成、適合的食物、破壞骨質的元素、骨骼相關病症全方位介紹之外，更精心搭配嚴選養骨湯食譜+保鈣蔬果汁+骨骼保養運動全面預防保健常見骨骼疾病，讓您脫胎換「骨」，和老骨頭説掰掰！～從現在起開始保存骨本，培養滿滿的骨力與元氣，成為有骨氣的現代人！

定價：280元

規格：17×23公分．208頁．彩色

在閱讀中，增加健康知識；
在閱讀中，提升養生智慧
從現在開始，就啟動你的健康大計吧！

SMART LIVING養身健康觀63

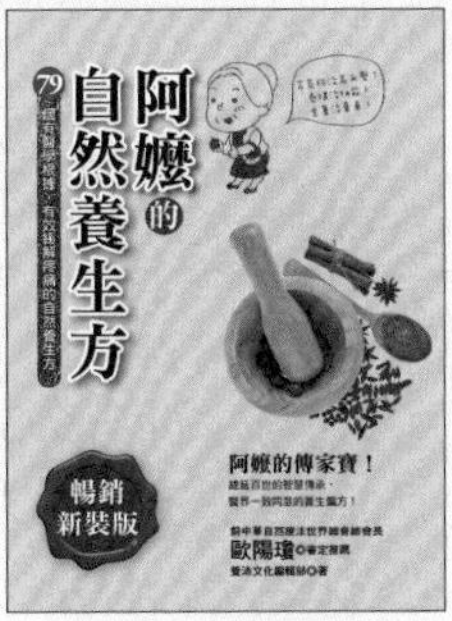

阿嬤的自然養生方【暢銷新裝版】

作者：養沛文化編輯部

本書以中醫藥學為基礎，嚴選具有醫學根據的自然療法，再為大家分析偏方中的有效成分，及對疾病的作用，能夠讓你在瞭解偏方原理後，再遵循醫師指導使用，可預防常見疾病，達到延年益壽的目的。給你健康不生病的好體質！

定價：250元

規格：17×23公分．256頁．套色

SMART LIVING養身健康觀64

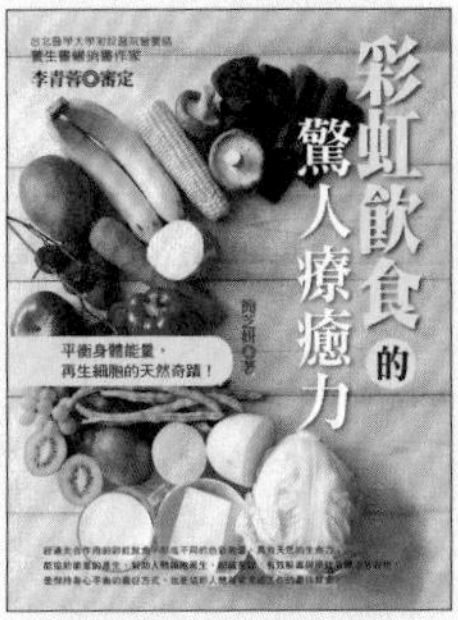

彩虹飲食的驚人療癒力

作者：簡芝妍

彩虹飲食透過光合作用在食物表面形成各種鮮艷的天然色彩，如白、紅、黃、綠、紫黑、白等具有獨特美麗色彩的天然食物，每一種顏色都深具獨特的營養，天然植物裡面存在著極大的能量，可以提供人們的所需。最天然、無副作用的樂活食補，讓你自在無負擔地擁有「真健康」！

定價：280元

規格：17×23公分．240頁．彩色

SMART LIVING養身健康觀67

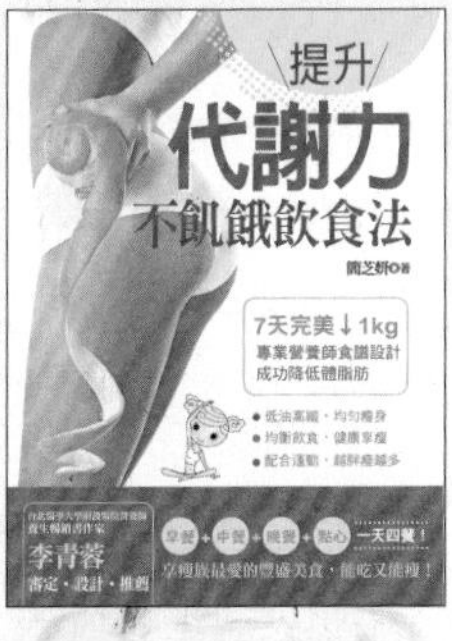

提升代謝力不飢餓飲食法

作者：簡芝妍

肥胖會造成便祕、呼吸不良、糖尿病、關節疾病、心血管疾病、乳癌、痛風等，但拚命的節食，不但傷身，還會越減越肥。因此若想要健康的享瘦，健康的吃是有效瘦身的第一步。☆瘦身一定要節食不吃嗎？一定要忍受難吃的瘦身餐嗎？本書就要與你分享在實施瘦身階段，又能享受食物的樂趣。

定價：250元

規格：17×23公分．224頁．彩色+套色

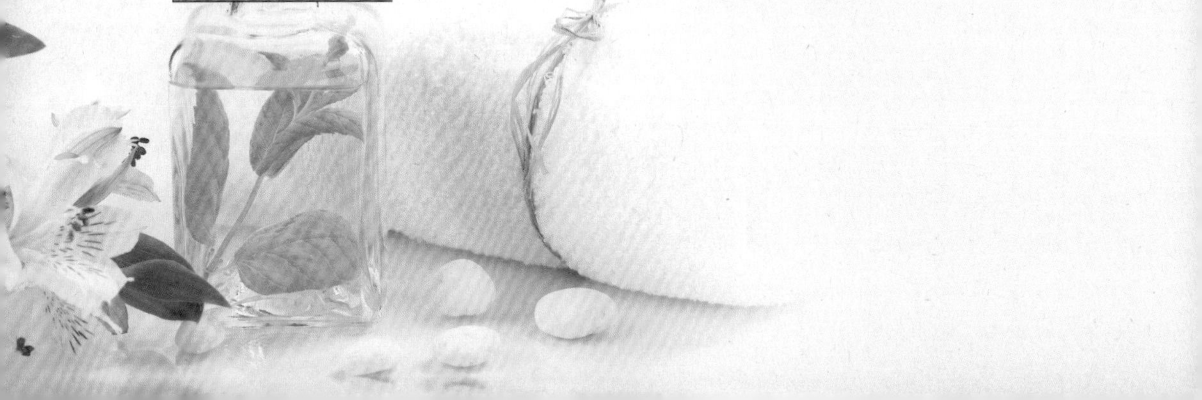

國家圖書館出版品預行編目資料

五色蔬果自然養生法：天然、無副作用的樂活
食補【暢銷版】/ 王茜著.
-- 二版. -- 新北市：養沛文化館, 2016.07
面；公分. --（SMART LIVING養生健康觀；25）

ISBN 978-986-5665-34-0（平裝）

1.食療 2.蔬菜 3.水果 4.養生

418.914　　105010882

【養身健康觀】25

五色蔬果自然養生法
天然、無副作用的樂活食補【暢銷版】

作　　者／王　茜
發 行 人／詹慶和
總 編 輯／蔡麗玲
執行編輯／白宜平
編　　輯／蔡毓玲・劉蕙寧・陳姿伶・黃璟安・李佳穎
執行美編／陳麗娜
美術編輯／周盈汝・韓欣恬
出 版 者／養沛文化館
郵政劃撥帳號／18225950
戶　　名／雅書堂文化事業有限公司
地　　址／新北市板橋區板新路206號3樓
電子信箱／elegant.books@msa.hinet.net
電　　話／(02)8952-4078
傳　　真／(02)8952-4084

2016年07月 三版一刷　定價280元

總 經 銷／朝日文化事業有限公司
進退貨地址／新北市中和區橋安街15巷1號7樓
電　　話／（02）2249-7714
傳　　真／（02）2249-8715

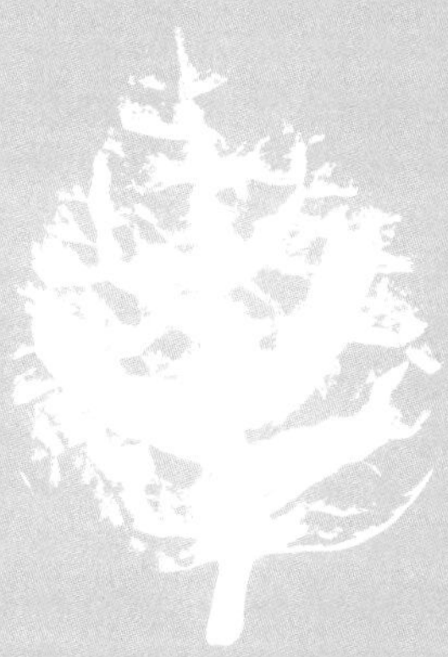

天然、無副作用的樂活食補

天然、無副作用的樂活食補

天然、無副作用的樂活食補

天然、無副作用的樂活食補